Bhagyashree Sutaria
Diptesh Rami
Rajesh Sethuraman

Percepções da terapia de prótese completa

Bhagyashree Sutaria
Diptesh Rami
Rajesh Sethuraman

Percepções da terapia de prótese completa

Avaliação da opinião dos doentes sobre os benefícios e os riscos associados

ScienciaScripts

Imprint

Cover image: www.ingimage.com

This book is a translation from the original published under ISBN 978-620-8-22555-1.

Publisher:
Sciencia Scripts
is a trademark of
Dodo Books Indian Ocean Ltd. and OmniScriptum S.R.L publishing group

120 High Road, East Finchley, London, N2 9ED, United Kingdom
Str. Armeneasca 28/1, office 1, Chisinau MD-2012, Republic of Moldova, Europe
Printed at: see last page
ISBN: 978-620-8-30761-5

ÍNDICE

Prefácio

O edentulismo é uma condição sem os dentes naturais que se perderam devido a cáries, doenças periodontais, traumatismos ou cancro oral, etc. Os doentes edêntulos têm muitos problemas, como a fala e a mastigação, que também afectam a vida social. Existem modalidades de tratamento avançadas para restaurar a função oral, como os implantes, mas a prótese completa continua a ser importante para a crescente população idosa devido a razões económicas. As expectativas dos pacientes podem ter um efeito na sua satisfação com o tratamento protético. As percepções dos doentes são importantes para melhorar a qualidade dos cuidados de saúde e o feedback dos doentes sobre a satisfação e os resultados do tratamento é muito importante. A satisfação dos pacientes com a terapia de prótese completa pode ser considerada o objetivo final, uma vez que foi fortemente associada à qualidade de vida relacionada com a saúde oral. Hanse realizou esta investigação e os resultados gerais sugerem que os doentes têm uma opinião favorável sobre a terapia com prótese total, em particular sobre os seus benefícios e preocupações mínimas sobre os seus riscos. O estudo salienta que factores como o sexo, a experiência anterior com próteses e o estatuto socioeconómico não afectam as percepções dos pacientes sobre este tratamento. Estes factores podem ajudar os profissionais de medicina dentária a compreender melhor as atitudes e a satisfação dos pacientes com a terapia de prótese total.

Capítulo 1
INTRODUÇÃO

O edentulismo é definido pelo Glossário de Termos de Prótese Dentária[1] como "o estado de ser edêntulo; sem dentes naturais", sendo o resultado de um processo multifatorial que envolve factores biológicos (cárie, doença periodontal, doença pulpar e cancro oral), bem como factores relacionados com a profissão de dentista (acesso a cuidados de saúde oral, higiene oral do paciente, opções de tratamento e iatrogenia) e trauma .[2]

Na maioria das sociedades a nível mundial, não é provável que a necessidade de próteses totais diminua, apesar da tendência decrescente do edentulismo. Embora as sobredentaduras implanto-suportadas possam ser consideradas a melhor opção para a reabilitação oral de indivíduos edêntulos, o fabrico de próteses totais convencionais continuará a ser uma parte importante dos cuidados de saúde oral para a crescente população idosa, devido a razões económicas[3]. O sucesso protético parece ser regido pelos esforços concertados do doente e da equipa dentária que trabalham em harmonia para um objetivo comum .[4]

Os doentes edêntulos podem ter problemas com a alimentação, a fala e a socialização. Alguns doentes edêntulos podem apresentar um aumento dos problemas psicológicos e sociais devido a esta deficiência. As consequências físicas da perda dentária também existem, como a reabsorção do rebordo residual, a perda de suporte facial e uma diminuição da força de mordida e da eficiência mastigatória .[5]

A reabilitação de pacientes edêntulos pode ser efectuada com próteses totais convencionais ou com próteses implanto-suportadas. Apesar da melhoria significativa na retenção e estabilidade com as próteses implanto-suportadas, as próteses totais convencionais são o tratamento mais prescrito para esta reabilitação devido a factores económicos[5] . Mesmo com próteses completas, que restauram parcialmente a função em comparação com as próteses implanto-suportadas, os pacientes edêntulos esperam ter uma melhor qualidade de vida após a conclusão do tratamento .[6, 7]

Estudos recentes indicaram uma forte influência dos aspectos psicológicos na satisfação dos doentes com a terapia de prótese total[5] . Vários estudos têm procurado factores que influenciam a satisfação dos doentes com diferentes tipos de reabilitação oral. Muitos factores, como a idade, o sexo, as experiências anteriores com uma prótese, a anatomia da área portadora de prótese, as condições socioeconómicas, as opiniões dos doentes sobre próteses anteriores, os factores psicológicos, o nível educacional, a relação doente/profissional e as expectativas em relação ao tratamento foram previamente estudados .[5, 7]

As expectativas dos doentes podem interferir com a sua satisfação com o tratamento protético[5] , e existem diferenças importantes entre as expectativas dos doentes e as expectativas dos dentistas[8] , o que pode afetar negativamente a relação doente/profissional. Uma relação saudável entre um doente e um dentista é muito importante para a satisfação dos doentes com a terapia de prótese completa[5] . As percepções dos doentes são fundamentais para melhorar a qualidade dos cuidados de saúde, pelo que os métodos para avaliar o feedback dos doentes sobre a satisfação, a experiência de cuidados e os resultados do tratamento são muito importantes. A satisfação dos pacientes com as suas próteses completas pode ser considerada o objetivo final da terapia, uma vez que foi fortemente associada à qualidade de vida relacionada com a saúde oral .[3]

Por conseguinte, o dentista deve compreender as expectativas dos doentes relativamente à terapia protética, de modo a esclarecer as suas possibilidades reais. Ao fazê-lo, o dentista pode evitar a frustração do doente devido a expectativas irrealistas e estabelecer uma relação adequada com o doente[5] e também saber se estas são realistas para uma determinada situação e, por conseguinte, susceptíveis de serem satisfeitas utilizando procedimentos protéticos convencionais .[8]

Leles et al[9] realizaram uma avaliação qualitativa em pacientes total e parcialmente edêntulos, utilizando um questionário aberto. As respostas a este questionário foram organizadas em três grupos relativamente ao seu significado e semelhança. Os três grupos foram: benefícios (percepções positivas), riscos (percepções negativas) e consequências da ausência de tratamento. Com base nos estudos acima referidos, está planeado um estudo para avaliar as percepções dos doentes sobre os benefícios e os riscos da terapia com próteses totais. A hipótese nula apresentada foi que o género, o nível educacional e a experiência de próteses anteriores têm influência nas percepções da terapia de prótese total.

As expectativas dos doentes podem interferir com a sua satisfação com o tratamento protético e existem diferenças importantes entre as expectativas dos doentes e as expectativas dos dentistas, o que pode afetar negativamente a relação doente/profissional. Uma relação saudável entre o doente e o dentista é muito importante para a satisfação dos doentes com a terapia de prótese total. Estudos recentes indicaram uma forte influência dos aspectos psicológicos na satisfação dos doentes com a terapia de prótese total. Por conseguinte, o dentista deve compreender as expectativas dos doentes relativamente à terapia protética, de modo a esclarecer as suas possibilidades reais.

Além disso, a literatura existente carece de estudos realizados sobre a perspetiva indiana, uma vez que a perceção dos pacientes desdentados pode variar de acordo com o nível de educação e o estatuto socioeconómico dos pacientes indianos completamente desdentados. Por conseguinte, existe a necessidade de efetuar este estudo.

Capítulo 2
FINALIDADE E OBJECTIVOS

O objetivo do estudo foi avaliar a perceção dos pacientes relativamente aos benefícios e riscos do tratamento com próteses completas em pacientes completamente desdentados.

OBJECTIVOS:

1. Avaliar as percepções dos benefícios do tratamento com prótese total em utilizadores de próteses totais convencionais.
2. Avaliar as percepções dos riscos do tratamento com prótese total em utilizadores de prótese total convencional.
3. Avaliar as percepções das consequências da ausência de tratamento da prótese total em utilizadores de próteses totais convencionais.
4. Avaliar a influência do género, do nível de educação e do estatuto socioeconómico no tratamento da prótese completa.

Capítulo 3
REVISÃO DA LITERATURA

Yoshida M, Sato Y, Akagawa Y. em 2001[7] efectuou um estudo para esclarecer a correlação entre a qualidade de vida (QOL) e a satisfação com a prótese em utilizadores idosos de próteses completas. Foi desenvolvido um novo método para quantificar a satisfação geral com a vida diária (QOL), avaliando a contribuição de 13 factores para a satisfação geral com a vida diária através de uma análise de regressão múltipla. Depois, a correlação entre a QV e a satisfação com a prótese foi analisada pelo modelo de regressão em 84 utilizadores de próteses completas selecionados aleatoriamente da população acima referida. A quantificação da QV foi completada convertendo as pontuações das categorias em números inteiros entre 0 e 100 para oito factores altamente correlacionados com a satisfação global com a vida diária ($P < 0{,}01$). Foi encontrada uma correlação positiva significativa entre a pontuação da QV e a pontuação da satisfação com a prótese ($P < 0{,}05$).

Smith PW, McCord JF. Em 2004,[4] realizou um estudo para avaliar o que é que os pacientes esperam das próteses completas? Métodos. Um total de 214 pacientes edêntulos, com uma idade média de 69 anos, de DP (125) e DH (89) participaram no estudo baseado num questionário. Foi construído um questionário válido (P-DEQ) que demonstrou uma boa fiabilidade teste-reteste (alfa de Cronbach 0,86). O P-DEQ procurou determinar a forma como os pacientes respondiam a uma série de perguntas relacionadas com o que os dentistas são instados a conseguir com as próteses completas. As perguntas abrangiam não só o que se poderia designar por expectativas "normativas", mas também as necessidades sentidas pelos doentes de mais informações sobre as fases do tratamento protético e os cuidados orais ou com a prótese. Surgiram diferenças significativas (p<0:001) entre os dois grupos; 82% do grupo DH considerava essencial que as suas próteses não causassem dor, em comparação com 59% do grupo DP; para 'ausência de folga' (DH 87%; DP 65%), e 'boa mordida' (DH 82%; DP 55%). Não surgiram diferenças significativas para os outros parâmetros investigados, mas ambos os grupos tinham grandes expectativas quanto à facilidade de mastigação, à fala e à boa aparência.

Singh BP, Pradhan KN, Tripathi A, Tau R, Tripathi S. em 2012[12] efectuou um estudo para avaliar o efeito das variáveis sociodemográficas na satisfação com próteses completas. Cem indivíduos (preenchendo os critérios de inclusão) que usavam uma prótese durante, pelo menos, dois meses foram inscritos e divididos em cinco grupos com base em variáveis sociodemográficas. Os questionários consistiam em 38 perguntas relacionadas com a perceção dos pacientes sobre os resultados clínicos em diferentes domínios, como a mastigação, a aparência, a fala, o conforto, a saúde, os cuidados com a prótese e o estatuto social. As perguntas que reflectiam uma atitude positiva foram pontuadas com 2, 1 ou 0 (e o inverso para as perguntas negativas). A análise estatística foi efectuada utilizando o Statistical Package for Social Sciences (α= .05). RESULTADOS. O nível de satisfação com a prótese dentária foi maior no subgrupo etário de 45 a 65 anos em relação ao conforto, saúde e cuidados com a prótese. As mulheres e os homens mostraram uma prioridade significativa para o tratamento com próteses devido à estética e à função, respetivamente. O nível de satisfação foi estatisticamente significativo com o nível de literacia. O grupo de rendimento alto mostrou um nível de satisfação significativamente mais elevado apenas no caso do estatuto social. O grupo dos casados apresentou um nível de satisfação significativamente mais elevado apenas no que respeita ao conforto. As variáveis sociodemográficas dos doentes foram factores influentes na satisfação com a prótese.

Ellis JS, Pelekis ND, e Thomason JM em 2007[6] realizaram um estudo para examinar a satisfação do paciente e os impactos relacionados com a saúde oral na qualidade de vida dos pacientes restaurados com próteses completas convencionais ou duplicadas. Quarenta pacientes foram designados para receber novas próteses completas utilizando uma técnica convencional ou de duplicação. Os pacientes avaliaram a sua satisfação com as suas próteses em escalas visuais analógicas de 100 mm antes do tratamento e 1 mês após o tratamento. A sua qualidade de vida relacionada com a saúde oral foi determinada através do preenchimento de um questionário Oral Health-Related Impacts on Quality-of-Life (OHIP-20) nos mesmos momentos. Ambos os grupos de pacientes apresentaram índices de satisfação e de OHIP semelhantes no início do estudo e 1 mês após o tratamento. Em ambos os grupos, verificou-se uma melhoria estatisticamente significativa nos domínios OHIP da limitação funcional e da incapacidade física e psicológica. Neste estudo, a colocação de novas próteses, quer com uma técnica convencional quer com uma técnica de duplicação, resultou numa melhoria global da qualidade de vida relacionada com a saúde oral e da satisfação. A satisfação relatada pelos pacientes com as suas próteses e o impacto que as próteses têm na sua qualidade de vida podem não ser medidas úteis para determinar a técnica mais apropriada para fornecer novas próteses.

Brondani e MacEntee em 2007[13] efectuaram um estudo para avaliar o conceito de validade em indicadores sócio-dentários e medidas de qualidade de vida relacionadas com a saúde oral. As caraterísticas psicométricas e a validade preditiva dos instrumentos odontológicos existentes ainda são fracas, provavelmente porque os instrumentos não conseguem abordar a ampla gama de variáveis pessoais que influenciam a saúde bucal, a incapacidade e a qualidade de vida. Recomendamos, portanto, que seja adotado um processo contínuo de validação que inclua (1) avaliações do enquadramento teórico que suporta os instrumentos; (2) avaliações do foco e da estrutura das questões utilizadas; e (3) melhorias do valor de previsão dos instrumentos aplicáveis a crenças e comportamentos relacionados com a saúde oral.

Leles CR, Morandini WJ, da Silva ET em 2008[9] realizaram um estudo para desenvolver um instrumento para medir e explorar a perceção dos potenciais resultados do tratamento protético em pacientes parcial e totalmente edêntulos, incluindo benefícios, riscos e consequências da ausência de tratamento. Pretendeu-se também avaliar a influência das variáveis clínicas e sócio-demográficas na perceção dos potenciais resultados. Utilizando uma recolha de dados em duas fases, foi desenvolvida uma escala com 41 afirmações para medir a perceção dos sujeitos numa escala de 5 pontos do tipo Likert. Na segunda fase, foram entrevistados 126 indivíduos parcial ou totalmente edêntulos. A influência da idade, do género e das variáveis clínicas nos resultados percebidos foi testada utilizando ANOVA de uma via, teste t independente e ANOVA de duas vias. As pontuações médias dos pacientes variaram de 2,37 a 4,88 (média=4,25; s.d.=0,65), indicando que os sujeitos tenderam a concordar com as afirmativas propostas (pontuações 4 e 5). Concluiu-se que o instrumento proposto foi adequado para medir a perceção dos sujeitos sobre os potenciais resultados do tratamento protético.

Felton DA em 2009[2] realizou um estudo para avaliar que factores de comorbilidade existem para o paciente completamente edêntulo. Este estudo avaliou artigos obtidos através do sítio Web PubMed da National Library of Medicine, utilizando palavras-chave de edentulismo com várias combinações dos termos comorbilidade, incidência, saúde, nutrição, cancro, saúde cardiovascular, diabetes, osteoporose, tabagismo, asma, demência e artrite reumatoide. Os resumos foram selecionados e analisados e os artigos selecionados com texto integral foram revistos. Verificou-se que os pacientes completamente desdentados apresentam um risco mais elevado de sofrerem de várias doenças sistémicas. Embora o paciente completamente desdentado pareça estar em risco de múltiplas doenças sistémicas, ainda não foi determinado se o desenvolvimento destas doenças é causal ou casual. Para minimizar a perda de rebordos alveolares residuais, uma terapia exemplar com próteses completas, juntamente com o estabelecimento de sistemas de recolha de rotina, deve ser o objetivo final do tratamento desta coorte de pacientes.

Marachlioglou CRMG, Dos Santos JFF, Cunha VPP em 2010[8] realizaram um estudo para avaliar as expectativas e a avaliação final de próteses totais por pacientes, dentistas e técnicos de prótese dentária. Vinte pacientes completamente desdentados, um protético e um técnico de prótese dentária forneceram pontuações para os resultados estéticos e funcionais esperados das suas próteses com base numa escala visual analógica na linha de base. As classificações de conclusão pós-tratamento foram dadas após os ajustes, pelo dentista e pelos pacientes. O técnico dentário forneceu classificações de conclusão pós-tratamento após a conclusão das próteses. Os pacientes tinham expectativas mais elevadas do que as percebidas pelo técnico dentário e pelo dentista, tanto a nível estético como funcional ($P < 0,001$). Os pacientes também apresentaram classificações de conclusão pós-tratamento mais elevadas do que as percebidas pelos profissionais dentários para a estética final ($P = 0,016$, W de Kendall = 0,207) e função ($P = 0,002$, W de Kendall = 0,303). Apenas o dentista apresentou uma diferença estatisticamente significativa entre as expectativas (menor) e os resultados finais (maior) para a estética ($P = 0,017$) e função ($P = 0,003$). Não houve correlação entre as expectativas e as classificações de conclusão pós-tratamento de acordo com a idade dos pacientes. Também não houve correlação entre o género dos pacientes e as pontuações das expectativas. Os doentes apresentaram expectativas mais elevadas relativamente às suas próteses do que os profissionais de medicina dentária.

Hantash RA, AL-Omiri MK, Yunis MA, Dar-Odeh N, Lynch E. em 2011[11] realizou um estudo para avaliar a relação entre os impactos do tratamento com prótese total na vida quotidiana, a satisfação e o perfil de personalidade. Foram incluídos no estudo 56 pacientes com próteses superiores e inferiores. O questionário de impacto dentário na vida quotidiana foi utilizado para medir a satisfação com as próteses totais e o seu impacto na vida quotidiana. Foram utilizados o teste de correlação de Pearson e modelos de regressão para analisar os dados recolhidos. As mulheres estavam mais satisfeitas com a aparência e menos satisfeitas com a alimentação. ($p<0{,}05$) O perfil de personalidade de neuroticismo, extroversão, abertura e agradabilidade podia prever e tinha uma relação significativa com o impacto das próteses dentárias na vida quotidiana e na satisfação com as próteses dentárias. O perfil psicológico pode desempenhar um papel e explicar o impacto das CD na vida quotidiana e a satisfação dos doentes com o seu estado oral e o tratamento das CD. A este respeito, o aspeto técnico da DC é menos essencial quando a prótese é clinicamente bem sucedida.

Miranda BB, Fernandes dos Santos MB, Marchini L. em 2014[5] realizaram um estudo para avaliar a perceção dos pacientes sobre os benefícios e riscos da terapia com prótese total. Um objetivo secundário foi avaliar a influência de variáveis clínicas e sociodemográficas na perceção dos pacientes. A amostra foi constituída por 104 voluntários que se apresentaram para tratamento de prótese total numa escola de medicina dentária. As opiniões dos pacientes relativamente aos benefícios da terapia de prótese total foram registadas através de um questionário previamente elaborado. As respostas foram avaliadas em 3 domínios: (1) benefícios (percepções positivas); (2) riscos (percepções negativas); e (3) consequências da ausência de tratamento. Os factores de risco (percepções negativas) receberam pontuações mais baixas por parte dos doentes, enquanto as consequências da ausência de tratamento receberam pontuações mais elevadas. Não foi encontrada associação entre as avaliações das próteses anteriores e o nível educacional, estado civil e género; no entanto, a avaliação dos doentes sobre as suas próteses anteriores foi significativamente diferente dependendo da idade (p = 0,001) e do tempo de uso das próteses anteriores (p = 0,038). A perceção dos doentes relativamente à terapia com próteses totais não foi influenciada pelo nível de escolaridade, avaliação das próteses anteriores ou estado civil.

Marchini L. em 2014[3] conduziu um estudo para Avaliar a satisfação dos pacientes com próteses completas: uma atualização. Avaliar a satisfação dos pacientes com as próteses totais: uma atualização. O envelhecimento da população é um fenómeno mundial e, apesar de se verificar uma tendência decrescente no edentulismo, não é provável que a necessidade de próteses totais diminua num futuro próximo. Para além disso, a satisfação dos pacientes com as suas próteses é fundamental para melhorar a qualidade de vida relacionada com a saúde oral dos indivíduos edêntulos. Tendo isto em conta, foi efectuada uma pesquisa da literatura desde 2001 sobre os factores que podem influenciar a satisfação dos doentes com as próteses totais. Foram relatados muitos factores relacionados com a técnica, o paciente e o dentista, bem como a sua probabilidade de influenciar a satisfação do paciente. Os factores que apresentam evidências razoáveis de influenciar a satisfação do doente são o tipo de terapia escolhida (as sobredentaduras implanto-suportadas foram classificadas mais favoravelmente do que as próteses convencionais); a personalidade e os factores psicológicos do doente; as condições orais do doente; a perceção do doente sobre o dentista e os cuidados dentários; e questões de comunicação entre o doente e o dentista. Vários outros factores que podem influenciar a satisfação do doente não foram abordados na literatura recente ou apresentaram resultados contraditórios, salientando a necessidade de mais investigação neste tópico.

Capítulo 4
MATERIAIS E METODOLOGIA

Foi planeado um estudo para avaliar as percepções dos doentes sobre os benefícios e os riscos da terapia com próteses completas como um estudo de questionário. A aprovação para a realização do estudo foi obtida junto do comité de ética institucional com o número de aprovação: SVIEC/ON/DENT/SRP/16027 (Anexo 1) e a conclusão do estudo foi obtida após a conclusão do estudo junto do comité de ética institucional com o número de conclusão do estudo: SVIEC/ON/DENT/SRP/16085 (Anexo II).

Com base no valor de referência indicado no estudo de Miranda BB et al et al em 2014, chegou-se a uma dimensão de amostra de 79. A fórmula utilizada foi:

$$n = \frac{n_s}{1 + \left\{\frac{n_{s-1}}{N}\right\}}$$

Foram,

N = Tamanho da população

n_s = Tamanho da amostra de uma população infinita

Os pacientes que vierem ao Departamento de Prótese Dentária, Coroa e Ponte para o tratamento de próteses totais serão selecionados para inclusão no estudo. Serão informados do estudo através da Ficha de Informação do Participante (Anexo III) e será obtido o Consentimento Informado (Anexo IV).

Os critérios de inclusão e exclusão para a seleção dos participantes foram

Critérios de inclusão

1. Pacientes completamente desdentados.

Critérios de exclusão

1. Participantes que se recusem a dar o seu consentimento informado para o estudo.
2. Pacientes com implantes ou que optam por próteses reabilitadas com implantes.
3. Pacientes com fibrose sub mucosa ou outras condições da mucosa que afectem o sucesso do tratamento de próteses completas.

Materiais e armamento

- **Materiais**
  - ✓ Cópias adequadas do formulário de inquérito por questionário

METODOLOGIA

CONCEPÇÃO DO ESTUDO:

Os pacientes completamente edêntulos que se dirigiram ao Departamento de Dentisteria, Coroa e Ponte para o tratamento de próteses completas e que satisfizeram os critérios de inclusão e exclusão foram incluídos no estudo após terem sido informados sobre o estudo através da folha de informação do participante (Anexo - IIIa e IIIb) e após terem assinado o formulário de consentimento informado. (Anexo - IVa e IVb).

Avaliação das variáveis clínicas e relacionadas com o doente

As variáveis clínicas e as variáveis relacionadas com o doente, tais como o sexo, a idade e o nível de escolaridade, foram anotadas nos registos do doente no início da terapia de prótese total e introduzidas no formulário de consentimento do doente. O estatuto socioeconómico foi avaliado utilizando a Escala de Estatuto Socioeconómico de Kuppuswamy .[10]

Avaliação da perceção dos pacientes sobre a terapia de prótese total

A avaliação das percepções dos pacientes sobre a sua terapia individual de prótese completa foi feita através de um questionário adotado de um questionário proposto por Leles et al[6] , que foi modificado para se adaptar à realidade do paciente edêntulo. O questionário foi traduzido para gujarati através de um método de tradução reversa (Anexo VI). O questionário foi validado e depois utilizado no estudo (Anexo V).

Cada questão recebeu uma pontuação de acordo com uma escala do tipo Likert (01 = discordo totalmente; 02 = discordo; 03 = neutro; 04 = concordo; e 05 = concordo totalmente). As respostas foram avaliadas em três domínios:

1. Benefícios (percepções positivas);

2. Riscos (percepções negativas);

3. Consequências da ausência de tratamento.

O questionário foi administrado pessoalmente no B.O.D. do departamento ou durante o curso do tratamento. Foi entregue ao doente o formulário do questionário para preencher (Fig.1). Depois disso, a avaliação do questionário foi efectuada através de quatro pontuações (que são médias das pontuações das perguntas): uma para todo o questionário e as outras três relacionadas com as consequências da ausência de tratamento, os domínios dos riscos e dos benefícios.

A pontuação assim obtida foi avaliada utilizando estatísticas descritivas. Além disso, a influência das variáveis de género, experiência com próteses e estatuto socioeconómico na perceção dos benefícios e riscos da terapia com próteses completas em pacientes completamente desdentados foi feita utilizando o teste do Qui-quadrado.

Fig. 1 O formulário do questionário foi preenchido pelo

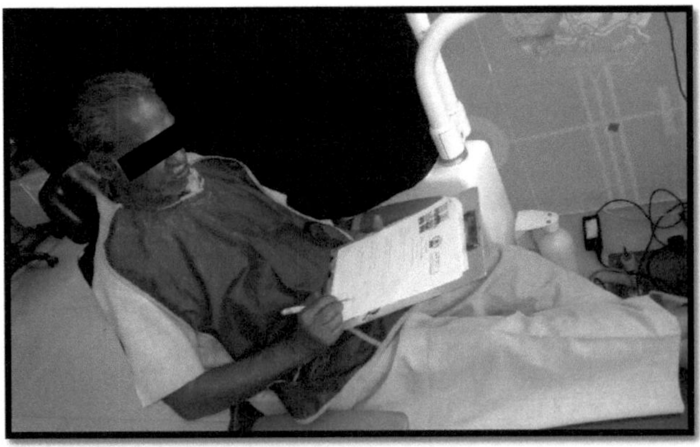

Capítulo 5
RESULTADOS

A distribuição demográfica de todos os participantes é apresentada na Tabela 1. Os dados descritivos das três variáveis para todos os participantes são apresentados nas tabelas 2, 3 e 4, respetivamente. No total, 79 participantes foram incluídos no estudo depois de assinarem o formulário de consentimento. Entre eles, cinquenta e seis eram homens e vinte e três eram mulheres e a idade média de toda a amostra era de 62,22 anos, variando entre 58 e 80 anos. Cinquenta e dois participantes eram utilizadores de próteses novas e vinte e sete eram utilizadores de próteses antigas. De acordo com a Escala de Estatuto Socioeconómico de Kuppuswamy[10] , todos os participantes foram divididos em cinco grupos. De acordo com essa escala, os participantes foram classificados e categorizados. Classe alta (1), classe média alta (2), classe média baixa (3), classe baixa alta (4) e classe baixa (5). Entre todos os participantes, apenas 1 participante se enquadrava na classe Alta. Sete pertenciam à classe média alta, 15 à classe média baixa, 53 à classe baixa alta e 3 à classe baixa. A maioria dos participantes pertencia à classe Alta e Baixa.

Tabela 1. Distribuição demográfica dos participantes

Género		Experiência em prótese dentária		Estatuto socioeconómico				
		Antiga	Novo	Classe alta	Classe média alta	Classe média baixa	Classe alta Classe baixa	Classe baixa
Masculino	56	18	38	1	5	12	38	
Feminino	23	9	14		2	3	15	3
Total	79	27	52	1	7	15	53	3
	79	79		79				

A avaliação sumária das respostas dadas por todos os participantes é apresentada na tabela 5. A avaliação comparativa de 3 variáveis (género, experiência com próteses e estatuto socioeconómico) é mencionada na tabela 6. Também mostra o valor p e o valor Chi quadrado de cada pergunta com o número total de participantes para cada pontuação de acordo com a escala de Likert.

Relativamente à perceção da terapia de prótese total, todos os participantes foram positivos em relação à terapia de prótese total. Os benefícios da terapia de prótese total receberam a pontuação mais elevada, seguidos das consequências da ausência de tratamento e dos factores de risco, que receberam a pontuação mais baixa (Tabela 7).

Não foram encontradas diferenças estatisticamente significativas relativamente ao papel do género e à experiência do utilizador de próteses. Houve uma ligeira diferença estatisticamente significativa no estatuto socioeconómico em determinadas questões. A perceção da terapia de prótese total foi positiva em relação ao género, à experiência do utilizador de prótese e ao estatuto socioeconómico. A perceção da terapia de prótese total não foi influenciada pelo género e pela experiência do utilizador de prótese, mas pode ser influenciada pelo estatuto socioeconómico de uma pessoa.

A Tabela 2 mostra as pontuações de todos os participantes relativamente aos Benefícios da terapia com prótese total. M-Masculino, F-Feminino, O-Velho, N-Novo, U-Classe alta, UM-Classe média alta, LM-Classe média baixa, UL-Classe baixa alta, L-Classe baixa

Tabela 2. Benefícios da terapia com prótese completa

Participantes não.	Género M (1) F (2)	Experiência em prótese dentária O (1) N (2)	Estatuto socioeconómico U (1) U M (2) L M (3) U L (4) L (5)	Pergunta nº.																							
				Q.1	Q.2	Q.3	Q.4	Q.5	Q.6	Q.7	Q.8	Q.9	Q.10	Q.11	Q.12	Q.13	Q.14	Q.15	Q.16	Q.17	Q.18	Q.19	Q.20	Q.21	Q.22	Q.23	Total
1	1	2	4	5	5	5	5	5	5	5	5	5	3	5	5	5	1	4	1	1	1	1	1	5	5	5	88
2	1	2	4	5	5	5	5	5	5	5	5	5	5	5	5	5	1	5	5	5	1	5	1	5	5	5	103
3	1	2	4	5	5	5	5	5	5	5	5	5	5	5	5	4	3	1	1	1	1	1	2	5	5	5	89
4	2	1	4	5	5	5	5	5	5	5	5	5	2	5	5	5	1	2	1	1	1	1	1	1	5	5	81
5	1	2	4	5	5	2	5	4	5	4	2	5	3	5	2	3	1	4	5	4	1	1	1	5	4	1	77
6	2	2	4	5	5	5	5	2	5	5	5	5	4	5	5	4	2	2	1	1	1	1	1	5	5	5	84
7	1	2	4	5	5	5	5	5	5	5	5	5	5	5	5	5	1	1	1	3	1	1	1	4	5	5	88

8	2	1	3	4	4	2	3	4	5	2	2	5	3	4	3	3	4	1	1	5	4	4	4	4	3	2	76
9	1	2	3	5	5	5	5	5	5	5	5	5	5	5	5	5	5	2	1	1	1	1	4	3	5	5	93
10	1	2	3	5	5	5	5	5	5	5	5	5	4	5	5	5	1	1	1	1	1	1	1	5	5	5	86
11	1	1	4	5	5	5	5	5	5	5	5	5	3	5	5	5	1	1	1	1	1	1	1	5	5	5	85
12	1	1	4	5	5	5	5	5	5	5	5	5	5	5	5	5	1	5	1	1	1	1	1	5	5	5	91
13	2	2	3	5	5	5	5	5	5	5	5	5	5	5	3	5	1	1	1	1	1	1	1	5	5	5	85
14	2	2	2	5	5	5	5	5	5	5	5	5	5	5	5	5	1	5	1	1	1	1	1	5	5	5	91
15	1	2	4	5	5	5	5	5	5	5	5	5	3	5	4	4	4	4	1	2	1	1	1	2	5	5	87
16	1	2	3	5	5	5	5	5	5	5	5	5	3	5	5	5	1	1	1	1	1	1	1	5	5	5	85
17	1	2	3	5	5	5	5	4	5	5	5	5	3	5	5	5	1	1	1	1	1	1	1	5	5	5	84
18	1	1	3	5	5	4	4	4	5	5	5	5	3	5	4	3	1	2	1	1	1	1	2	4	5	4	79
19	1	2	4	5	5	5	5	5	5	5	5	5	3	5	5	5	4	4	1	1	1	3	3	5	5	5	95
20	1	1	4	5	5	5	5	5	5	5	5	5	3	5	4	4	1	4	1	2	1	2	3	4	5	5	89
21	1	2	4	5	5	5	5	5	5	5	5	5	3	5	5	5	1	2	1	1	1	1	1	5	5	5	86
22	1	1	4	5	5	5	5	5	5	5	5	5	3	5	5	5	1	1	1	1	2	1	1	2	3	5	81
23	1	1	3	5	5	5	5	5	5	5	5	5	4	5	5	5	1	5	1	1	1	1	1	5	5	5	90

24	1	2	4	5	5	5	5	5	5	4	5	5	3	5	4	3	3	2	1	1	2	3	3	4	4	4	86
25	1	1	2	4	4	4	5	5	5	5	5	5	2	5	4	4	4	4	1	1	3	4	4	4	5	5	92
26	1	2	3	5	5	5	5	5	5	5	5	5	4	5	5	5	3	1	5	1	4	2	4	4	5	5	98
27	2	2	4	5	5	5	5	5	5	5	5	5	3	5	5	5	2	2	1	1	1	2	2	4	4	4	86
28	1	2	4	5	5	5	5	5	5	5	5	5	3	5	5	5	5	1	1	1	1	1	1	5	5	5	89
29	1	2	4	5	5	5	5	5	5	5	5	5	3	5	5	5	1	1	1	1	1	1	1	5	5	5	85
30	1	1	4	5	5	5	5	5	5	5	5	5	3	5	5	5	1	4	1	1	1	1	1	5	5	5	88
31	1	1	3	5	5	5	5	5	5	5	5	5	3	5	5	5	4	1	1	1	1	1	1	5	5	4	87
32	1	2	4	5	5	5	5	5	5	5	5	5	3	5	5	5	2	2	1	1	1	1	1	5	5	5	87
33	1	2	4	4	4	3	3	3	3	3	3	4	3	4	3	4	3	3	1	2	2	3	3	4	3	3	71
34	2	2	5	5	5	5	5	5	5	5	5	5	2	5	4	4	2	2	5	1	2	2	2	5	4	4	89
35	2	2	4	5	5	4	4	5	5	4	4	5	3	5	3	3	3	4	1	1	2	2	2	4	4	4	82
36	2	2	4	5	5	5	4	5	5	5	5	5	2	5	4	4	1	2	1	1	1	1	1	5	4	4	80
37	2	1	4	5	5	5	5	4	5	5	5	5	3	5	3	4	2	2	1	1	1	2	2	5	5	4	84
38	1	1	4	5	5	5	5	5	5	5	5	5	3	5	5	5	1	1	1	1	1	1	1	5	5	5	85
39	1	2	4	5	5	5	5	5	5	4	4	5	2	5	4	4	1	4	1	1	1	1	1	5	4	4	81

40	2	1	4	5	5	5	5	5	5	5	5	5	3	5	5	5	1	1	1	1	4	1	1	5	4	5	87
41	1	2	4	5	5	5	5	5	5	5	5	5	3	5	5	4	1	2	1	1	1	2	2	5	5	5	87
42	2	2	4	5	4	4	4	4	4	3	3	4	3	5	3	4	2	4	1	1	1	4	4	3	4	4	78
43	1	1	4	5	5	5	5	4	5	4	4	5	2	5	4	4	1	2	1	1	1	1	2	5	4	4	79
44	2	1	4	5	5	5	5	5	5	5	4	5	3	5	4	4	4	2	1	1	1	1	2	4	4	4	84
45	1	2	3	5	5	4	4	5	5	4	4	5	2	5	3	4	1	4	1	1	1	2	2	4	4	3	78
46	1	2	4	5	5	5	5	5	5	5	5	5	2	5	4	3	1	2	1	1	1	2	2	5	5	4	83
47	1	2	4	5	5	5	5	5	5	5	5	5	3	5	4	4	1	2	1	1	1	1	1	5	3	4	81
48	1	2	4	5	5	5	4	4	5	4	5	4	2	5	4	3	3	2	1	1	1	2	2	5	4	4	80
49	1	2	4	5	5	5	5	5	5	5	5	5	3	1	4	4	2	2	1	1	1	1	1	5	5	4	80
50	1	1	1	5	5	4	5	4	5	4	4	5	2	5	4	5	2	5	4	3	4	2	5	4	2	4	92
51	1	2	4	5	5	4	5	5	5	4	4	5	3	5	4	4	2	4	1	1	1	2	4	5	4	4	86
52	2	2	4	5	5	3	4	5	5	4	5	5	3	5	3	4	2	4	1	1	1	2	4	5	4	3	83
53	1	2	4	5	5	5	5	5	5	5	5	5	2	5	5	4	1	4	1	1	1	2	4	5	4	3	87
54	2	1	4	5	5	5	5	5	5	5	5	5	2	5	4	4	2	2	1	1	1	1	1	4	4	4	81
55	2	1	3	5	5	5	5	5	5	5	5	5	3	5	4	5	1	1	1	1	1	1	1	4	5	5	83

56	1	1	3	5	5	5	5	5	5	5	5	5	4	5	4	5	1	2	1	4	1	1	1	5	4	4	87
57	1	1	2	5	5	5	5	5	5	5	5	5	4	5	4	4	1	4	1	1	1	1	1	4	4	4	84
58	1	2	4	5	5	5	5	5	5	5	5	5	3	5	5	4	1	4	1	1	1	2	1	5	4	4	86
59	2	1	4	5	5	5	5	5	5	5	4	5	4	5	4	4	1	4	1	1	1	1	1	4	4	4	83
60	1	1	4	5	5	5	5	5	5	5	5	5	3	5	4	4	1	4	1	1	1	2	2	5	4	4	86
61	1	2	2	5	5	5	5	5	5	5	4	5	3	5	3	4	1	2	1	1	1	2	2	4	4	4	81
62	2	2	4	5	5	5	5	5	5	4	4	5	3	5	4	4	1	2	1	1	1	4	4	4	4	4	85
63	1	1	3	5	5	5	5	5	5	5	5	5	4	5	4	4	2	2	1	1	1	4	4	4	5	4	90
64	1	1	4	5	5	5	5	5	5	5	5	5	4	5	4	4	1	1	1	1	1	1	1	4	4	4	81
65	1	2	4	5	5	5	5	5	5	5	5	5	3	5	5	4	1	1	1	1	1	1	2	5	5	5	85
66	1	2	4	5	5	5	4	5	5	4	5	5	2	5	4	5	1	2	1	1	1	1	2	4	3	4	79
67	2	2	5	5	5	5	5	5	5	4	4	5	3	5	4	4	1	4	1	1	1	2	4	5	4	4	86
68	1	2	4	5	5	5	5	5	5	5	5	5	3	5	4	4	1	4	1	1	1	2	4	4	5	4	88
69	2	2	4	5	5	5	5	5	5	5	5	5	4	5	4	4	1	4	1	1	1	1	4	5	5	5	90
70	1	2	3	5	5	5	5	5	5	5	5	5	3	5	4	4	1	4	1	1	1	1	4	5	5	4	88
71	1	2	4	5	5	5	5	5	5	5	5	5	4	5	4	4	1	1	1	1	1	1	4	5	4	4	85

72	1	1	4	5	5	5	5	5	5	4	4	5	3	5	4	3	4	2	1	1	1	1	1	5	3	4	81
73	2	1	2	5	5	5	5	5	5	5	5	5	3	5	5	5	1	1	1	1	1	1	1	5	5	4	84
74	1	2	4	5	5	4	4	5	5	3	3	5	2	5	3	3	4	2	1	1	1	2	4	5	3	3	78
75	1	2	2	5	4	5	5	4	5	4	4	5	4	5	4	4	3	4	2	2	2	2	2	5	4	4	88
76	2	2	4	5	5	5	4	5	5	4	4	5	2	5	3	4	1	4	1	1	1	1	4	5	4	4	82
77	1	2	2	5	5	5	5	5	5	5	5	5	4	5	5	4	1	1	1	1	1	1	1	5	4	5	84
78	2	2	5	5	5	5	5	5	5	4	4	5	4	5	4	4	1	2	1	1	1	1	1	5	4	4	81
79	1	2	4	5	5	5	5	5	5	5	5	5	3	5	5	4	4	1	1	1	1	1	4	5	4	5	89

A Tabela 3 mostra as pontuações de todos os participantes relativamente ao risco da terapia com prótese total. M-Masculino, F-Feminino, O-Velho, N-Novo, U-Classe alta, UM-Classe média alta, LM-Classe média baixa, UL-Classe baixa alta, L-Classe baixa

Tabela 3. Riscos da terapia com prótese completa							
	Género	**Experiência em prótese dentária**	**Estatuto socioeconómico**	**Pergunta nº.**			
	M (1) F (2)	**O (1) N (2)**	**U (1) U M (2) L M (3) U L (4) L (5)**				
Participantes não.				**Q. 24**	**Q. 25**	**Q. 26**	**Tot al**
1	1	2	4	1	2	5	8
2	1	2	4	5	5	5	15
3	1	2	4	2	2	5	9
4	2	1	4	1	4	5	10
5	1	2	4	4	5	5	14
6	2	2	4	3	4	5	12
7	1	2	4	2	4	4	10
8	2	1	3	2	4	4	10
9	1	2	3	3	4	2	9
10	1	2	3	2	5	5	12

11	1	1	4	1	1	5	7
12	1	1	4	5	1	5	11
13	2	2	3	5	1	5	11
14	2	2	2	1	5	5	11
15	1	2	4	1	4	5	10
16	1	2	3	1	5	5	11
17	1	2	3	2	2	5	9
18	1	1	3	2	5	5	12
19	1	2	4	3	5	5	13
20	1	1	4	2	2	5	9
21	1	2	4	2	2	5	9
22	1	1	4	1	1	5	7
23	1	1	3	1	1	5	7
24	1	2	4	3	4	5	12
25	1	1	2	1	4	4	9
26	1	2	3	4	4	5	13
27	2	2	4	3	4	5	12
28	1	2	4	1	4	5	10
29	1	2	4	5	5	5	15

30	1	1	4	5	2	5	12
31	1	1	3	2	2	5	9
32	1	2	4	2	4	5	11
33	1	2	4	2	4	4	10
34	2	2	5	2	2	5	9
35	2	2	4	2	2	5	9
36	2	2	4	2	4	5	11
37	2	1	4	2	2	5	9
38	1	1	4	4	5	5	14
39	1	2	4	2	4	5	11
40	2	1	4	1	4	5	10
41	1	2	4	2	4	5	11
42	2	2	4	2	4	5	11
43	1	1	4	4	1	5	10
44	2	1	4	2	1	5	8
45	1	2	3	3	2	5	10
46	1	2	4	2	4	5	11
47	1	2	4	2	5	5	12
48	1	2	4	2	4	5	11

49	1	2	4	4	2	2	8
50	1	1	1	4	5	5	14
51	1	2	4	2	4	5	11
52	2	2	4	3	2	5	10
53	1	2	4	3	4	5	12
54	2	1	4	2	1	5	8
55	2	1	3	1	1	5	7
56	1	1	3	1	1	5	7
57	1	1	2	2	1	5	8
58	1	2	4	2	5	5	12
59	2	1	4	2	4	5	11
60	1	1	4	2	2	5	9
61	1	2	2	2	1	5	8
62	2	2	4	2	1	5	8
63	1	1	3	1	4	5	10
64	1	1	4	1	4	5	10
65	1	2	4	2	2	5	9
66	1	2	4	3	2	5	10
67	2	2	5	2	4	5	11

68	1	2	4	1	2	5	8
69	2	2	4	2	5	5	12
70	1	2	3	2	2	5	9
71	1	2	4	2	1	5	8
72	1	1	4	2	4	5	11
73	2	1	2	1	4	5	10
74	1	2	4	2	5	5	12
75	1	2	2	3	4	4	11
76	2	2	4	2	1	5	8
77	1	2	2	1	4	5	10
78	2	2	5	2	5	5	12
79	1	2	4	2	5	5	12

A Tabela 4 mostra as pontuações de todos os participantes relativamente às Consequências da ausência de tratamento da terapia de prótese total. M-Masculino, F-Feminino, O-Velho, N-Novo, U-Classe alta, UM-Classe média alta, LM-Classe média baixa, UL-Classe baixa alta, L-Classe baixa

Tabela 4. Consequências da ausência de tratamento														
	Género	**Experiência em prótese dentária**	**Estatuto socioeconómico**	**Pergunta nº.**										
Participantes não.	**M (1) F (2)**	**O (1) N (2)**	**U (1) U M (2) L M (3) U L (4) L (5)**	**Q. 27**	**Q. 28**	**Q. 29**	**Q. 30**	**Q. 31**	**Q. 32**	**Q. 33**	**Q. 34**	**Q. 35**	**Q. 36**	**Total**
1	1	2	4	5	5	3	5	5	5	5	5	5	5	48
2	1	2	4	5	5	3	5	5	5	5	5	2	5	45
3	1	2	4	5	5	1	5	5	5	5	5	5	5	46
4	2	1	4	5	5	1	5	5	5	5	5	1	5	42
5	1	2	4	4	2	2	5	5	5	5	2	1	5	36
6	2	2	4	5	5	4	3	5	5	5	5	2	5	44
7	1	2	4	5	5	3	5	5	5	5	5	5	5	48
8	2	1	3	1	2	3	4	4	4	4	3	5	5	35
9	1	2	3	5	4	4	5	5	5	5	5	5	5	48
10	1	2	3	5	5	3	5	5	5	5	5	1	5	44
11	1	1	4	5	5	3	5	5	5	5	5	5	5	48
12	1	1	4	5	5	4	5	5	5	5	5	5	5	49
13	2	2	3	5	5	1	5	5	5	5	5	5	5	46
14	2	2	2	5	5	5	5	5	5	5	5	5	5	50
15	1	2	4	5	5	3	5	5	5	5	5	5	5	48

16	1	2	3	5	5	3	5	5	5	5	5	5	5	48
17	1	2	3	5	5	3	5	5	5	5	5	5	5	48
18	1	1	3	5	5	3	4	5	5	5	5	4	5	46
19	1	2	4	5	5	3	5	5	5	5	5	5	5	48
20	1	1	4	5	5	5	5	5	5	5	5	4	5	49
21	1	2	4	5	5	3	5	5	5	5	5	1	5	44
22	1	1	4	5	5	3	5	5	5	5	5	5	5	48
23	1	1	3	5	5	2	5	5	5	5	5	5	5	47
24	1	2	4	5	5	3	5	5	5	5	4	4	5	46
25	1	1	2	5	5	2	5	5	5	5	5	4	5	46
26	1	2	3	5	5	4	5	5	5	5	5	4	5	48
27	2	2	4	5	5	3	5	5	5	5	5	2	5	45
28	1	2	4	5	5	2	4	5	5	5	4	1	5	41
29	1	2	4	5	5	3	5	4	5	5	4	5	5	46
30	1	1	4	5	5	3	5	5	5	5	5	1	5	44
31	1	1	3	5	5	3	5	5	5	5	5	4	5	47
32	1	2	4	5	5	3	5	5	5	5	5	1	5	44
33	1	2	4	5	3	3	3	3	5	5	4	4	5	40
34	2	2	5	5	5	2	5	5	5	5	5	2	5	44
35	2	2	4	5	5	3	5	5	5	5	5	2	5	45
36	2	2	4	5	4	2	5	5	5	5	4	2	5	42
37	2	1	4	5	5	3	5	5	5	5	5	2	5	45
38	1	1	4	5	5	3	5	5	5	5	5	1	5	44
39	1	2	4	5	5	2	5	4	5	5	4	1	5	41
40	2	1	4	5	4	3	5	5	5	5	4	5	5	46
41	1	2	4	5	5	3	5	5	5	5	5	1	5	44
42	2	2	4	5	4	2	4	4	4	4	4	4	5	40

43	1	1	4	5	5	2	5	4	5	5	4	1	5	41
44	2	1	4	5	5	3	5	4	5	5	4	4	5	45
45	1	2	3	5	4	2	5	4	5	5	4	4	5	43
46	1	2	4	5	5	2	5	5	5	5	5	1	5	43
47	1	2	4	5	5	3	5	5	5	5	5	1	5	44
48	1	2	4	4	3	2	5	4	5	5	4	1	5	38
49	1	2	4	5	5	2	5	5	5	5	5	1	5	43
50	1	1	1	4	5	3	1	4	4	4	4	2	3	34
51	1	2	4	5	4	3	5	4	5	5	4	4	5	44
52	2	2	4	5	5	3	5	4	5	5	4	4	5	45
53	1	2	4	5	4	2	5	4	5	5	4	2	5	41
54	2	1	4	5	5	2	5	5	5	5	5	4	5	46
55	2	1	3	5	5	3	5	5	5	5	5	5	5	48
56	1	1	3	5	5	4	5	5	5	5	5	4	5	48
57	1	1	2	5	5	4	5	5	5	5	5	4	5	48
58	1	2	4	5	5	3	5	5	5	5	4	4	5	46
59	2	1	4	5	5	4	5	5	5	5	5	1	5	45
60	1	1	4	5	5	3	5	5	5	5	5	5	5	48
61	1	2	2	5	4	3	5	5	5	5	4	5	5	46
62	2	2	4	5	4	3	5	4	5	5	4	4	5	44
63	1	1	3	5	5	4	5	5	5	5	5	4	5	48
64	1	1	4	5	5	4	5	5	5	5	5	4	5	48
65	1	2	4	5	5	3	5	5	5	5	5	4	5	47
66	1	2	4	5	4	2	5	5	5	5	4	5	5	45
67	2	2	5	5	5	3	5	5	5	5	5	5	5	48
68	1	2	4	5	5	3	5	5	5	5	5	4	5	47
69	2	2	4	5	5	2	5	5	5	5	5	5	5	47

70	1	2	3	5	5	3	5	5	5	5	5	4	5	47
71	1	2	4	5	5	4	5	5	5	5	5	4	5	48
72	1	1	4	5	4	3	5	5	5	5	4	4	5	45
73	2	1	2	5	5	3	5	5	5	5	5	5	5	48
74	1	2	4	5	3	2	5	3	5	5	3	3	5	39
75	1	2	2	4	4	2	2	2	4	4	5	4	4	35
76	2	2	4	5	4	2	5	4	5	5	4	4	5	43
77	1	2	2	5	5	3	5	5	5	5	5	1	5	44
78	2	2	5	5	5	2	5	5	5	5	4	1	5	42
79	1	2	4	5	5	3	5	5	5	5	5	5	5	48

A Tabela 5 mostra a avaliação sumária das respostas dadas por todos os participantes. Total de Concordo, A-Acordo, N-Neutro, D-Discordo, TD-Total de Discordo.

Tabela 5. Avaliação sumária das respostas dadas por todos os participantes.

	Q.1	Q.2	Q.3	Q.4	Q.5	Q.6	Q.7	Q.8	Q.9	Q.10	Q.11	Q.12	Q.13	Q.14	Q.15	Q.16	Q.17	Q.18	Q.19	Q.20	Q.21	Q.22	Q.23	Q.24	Q.25	Q.26	Q.27	Q.28	Q.29	Q.30	Q.31	Q.32	Q.33	Q.34	Q.35	Q.36
TA	76	74	67	67	67	77	58	59	76	7	76	33	30	2	5	4	2		1	1	51	39	34	5	16	72	74	61	2	71	62	75	75	53	25	77
A	3	5	8	10	10	1	17	15	3	14	2	34	40	9	24	1	2	4	5	18	23	32	38	6	30	5	4	13	10	4	14	4	4	23	26	1
N			2	2	1	1	3	3		43		11	9	7	1		2	1	3	4	2	7	5	10				3	43	2	2			2	1	1
D			2		1		1	2		15		1		12	27	1	4	6	21	17	2	1	1	40	18	2		2	21	1	1			1	9	
TD											1			49	22	73	69	68	49	39	1		1	18	15		1		3	1					18	
Total	79	79	79	79	79	79	79	79	79	79	79	79	79	79	79	79	79	79	79	79	79	79	79	79	79	79	79	79	79	79	79	79	79	79	79	79

Tabela 6. Avaliação comparativa de três variáveis (sexo, experiência em prótese dentária e estatuto socioeconómico)

M - homem, F - mulher, O - velho, N - novo, U - classe alta, UM - classe média alta, LM - classe média baixa, UL - classe baixa alta, L - classe baixa

Perguntas.	Factores		TD	D	N	A	TA	valor p	Teste do Qui-Quadrado
1.	Género	M				2	54	.870	.027
		F				1	22		
	Experiência em prótese dentária	O				2	25	.226	1.463
		N				1	51		
	Estatuto socioeconómico	U				0	1	.536	3.133
		UM				1	6		
		LM				1	14		
		UL				1	52		
		L					3		
2.	Género	M				3	53	.580	.307
		F				2	21		
	Experiência em prótese dentária	O				2	25	.777	.080
		N				3	48		
	Estatuto socioeconómico	U					1	.153	6.698
		UM				2	5		
		LM				1	14		
		UL				2	51		
		L					3		
3.	Género	M		1	1	6	48	.818	.930
		F		1	1	2	19		
	Experiência em prótese dentária	O		1		3	23	.729	1.301
		N		1	2	5	44		
	Estatuto socioeconómico	U				1		.425	12.256
		UM				1	6		
		LM		1		2	12		
		UL		1	2	4	46		
		L					3		

Perguntas.	Factores		TD	D	N	A	TA	valor p	Teste do Qui-Quadrado
4.	Género	M			1	5	50	.224	2.991
		F			1	5	17		
	Experiência em prótese dentária	O			1	1	25	.211	3.114
		N			1	9	42		
	Estatuto socioeconómico	U					1	.908	3.385
		UM					7		
		LM			1	2	12		
		UL			1	8	42		
		L					3		
5.	Género	M			1	7	48	.412	2.868
		F		1		3	19		
	Experiência em prótese dentária	O				5	22	.531	2.205
		N		1	1	5	45		
	Estatuto socioeconómico	U				1		.662	9.472
		UM				1	6		
		LM				3	12		
		UL		1	1	5	46		
		L					3		
6.	Género	M			1		55	.240	2.856
		F				1	22		
	Experiência em prótese dentária	O					27	.587	1.065
		N			1	1	50		
	Estatuto socioeconómico	U					1	.998	1.007
		UM					7		
		LM					15		
		UL			1	1	51		
		L					3		

Perguntas.	Factores		TD	D	N	A	TA	valor p	Teste do Qui-Quadrado
7.	Género	M			2	11	43	.381	3.072
		F		1	1	6	15		
	Experiência em prótese dentária	O		1		3	23	.097	6.322
		N			3	14	35		
	Estatuto socioeconómico	U				1		.236	15.096
		UM				1	6		
		LM		1		1	13		
		UL			3	12	38		
		L				2	1		
8.	Género	M		1	2	8	45	.319	3.517
		F		1	1	7	14		
	Experiência em prótese dentária	O		1		5	21	.607	1.838
		N		1	3	10	38		
	Estatuto socioeconómico	U				1		.349	13.285
		UM				2	5		
		LM		1		1	13		
		UL		1	3	9	40		
		L				2	1		
9.	Género	M				2	54	.870	.027
		F				1	22		
	Experiência em prótese dentária	O					27	.203	1.619
		N				3	49		
	Estatuto socioeconómico	U					1	.821	1.530
		UM					7		
		LM					15		
		UL				3	50		
		L					3		

Perguntas.	Factores		TD	D	N	A	TA	valor p	Teste do Qui-Quadrado
10.	Género	M		10	31	10	5	.983	.163
		F		5	12	4	2		
	Experiência em prótese dentária	O		5	15	6	1	.634	1.714
		N		10	28	8	6		
	Estatuto socioeconómico	U		1				.201	15.794
		UM		1	2	3	1		
		LM		1	7	5	2		
		UL		11	33	5	4		
		L		1	1	1			
11.	Género	M	1			1	54	.659	.834
		F				1	22		
	Experiência em prótese dentária	O				1	26	.690	.742
		N	1			1	50		
	Estatuto socioeconómico	U					1	.984	1.899
		UM					7		
		LM				1	14		
		UL	1			1	51		
		L					3		
12.	Género	M		1	4	24	27	.034	8.676
		F			7	10	6		
	Experiência em prótese dentária	O			2	15	10	.323	3.484
		N		1	9	19	23		
	Estatuto socioeconómico	U				1		.881	6.630
		UM			1	3	3		
		LM			3	5	7		
		UL		1	7	22	23		
		L				3			

Perguntas.	Factores		TD	D	N	A	TA	valor p	Teste do Qui-Quadrado
13.	Género	M			7	26	23	.506	1.364
		F			2	14	7		
	Experiência em prótese dentária	O			3	11	17	.384	1.914
		N			6	29	17		
	Estatuto socioeconómico	U					1	.111	13.012
		UM				5	2		
		LM			2	3	10		
		UL			7	29	17		
		L				3			
14.	Género	M	36	5	6	7	2	.141	6.897
		F	13	7	1	2			
	Experiência em prótese dentária	O	18	4		5		.156	6.648
		N	31	8	7	4	2		
	Estatuto socioeconómico	U		1				.827	10.707
		UM	5		1	1			
		LM	10	1	1	2	1		
		UL	32	9	5	6	1		
		L	2	1					
15.	Género	M	17	17	1	17	4	.760	1.868
		F	5	10		7	1		
	Experiência em prótese dentária	O	9	9		6	3	.501	3.352
		N	13	18	1	18	2		
	Estatuto socioeconómico	U					1	.057	25.776
		UM	2	1		3	1		
		LM	8	4		2	1		
		UL	12	20	1	18	2		
		L		2		1			

Perguntas.	Factores		TD	D	N	A	TA	valor p	Teste do Qui-Quadrado
16.	Género	M	51	1		1	3	.828	.891
		F	22				1		
	Experiência em prótese dentária	O	26			1		.204	4.589
		N	47	1			4		
	Estatuto socioeconómico	U				1		.000	94.934
		UM	6	1					
		LM	14				1		
		UL	51				2		
		L	2				1		
17.	Género	M	47	4	2	2	1	.411	3.965
		F	22				1		
	Experiência em prótese dentária	O	23	1	1	1	1	.933	.839
		N	46	3	1	1	1		
	Estatuto socioeconómico	U			1			.000	44.120
		UM	6	1					
		LM	13			1	1		
		UL	47	3	1	1	1		
		L	3						
18.	Género	M	49	4	1	2		.717	1.353
		F	19	2		2			
	Experiência em prótese dentária	O	22	1	1	3		.121	5.807
		N	46	5		1			
	Estatuto socioeconómico	U				1		.000	37.211
		UM	5	1	1				
		LM	13			2			
		UL	48	4		1			
		L	2	1					

Perguntas.	Factores		TD	D	N	A	TA	valor p	Teste do Qui-Quadrado
19.	Género	M	35	15	3	2	1	.411	3.964
		F	14	6		3			
	Experiência em prótese dentária	O	20	4		3		.155	6.656
		N	29	17	3	2	1		
	Estatuto socioeconómico	U		1				.820	10.823
		UM	4	2		1			
		LM	11	2		2			
		UL	33	14	3	2	1		
		L	1	2					
20.	Género	M	28	12	4	11	1	.574	2.903
		F	11	5		7			
	Experiência em prótese dentária	O	17	5	1	3	1	.182	6.237
		N	22	12	3	15			
	Estatuto socioeconómico	U					1	.000	83.241
		UM	4	2		1			
		LM	8	2		5			
		UL	26	12	4	11			
		L	1	1		1			
21.	Género	M		2	1	15	38	.359	4.362
		F	1		1	8	13		
	Experiência em prótese dentária	O	1	1		12	13	.084	8.209
		N		1	2	11	38		
	Estatuto socioeconómico	U				1		.930	8.572
		UM				3	4		
		LM			1	6	8		
		UL	1	2	1	13	36		
		L					3		

Perguntas.	Factores		TD	D	N	A	TA	valor p	Teste do Qui-Quadrado
22.	Género	Masculino		1	6	18	31	.118	5.876
		Feminino			1	14	8		
	Experiência em prótese dentária	Antiga		1	3	9	14	.435	2.733
		Novo			4	23	25		
	Estatuto socioeconómico	U		1				.000	90.832
		UM				4	3		
		LM			1	2	12		
		UL			6	23	24		
		L				3			
23.	Género	Masculino	1		4	24	27	.254	5.344
		Feminino		1	1	14	7		
	Experiência em prótese dentária	Antiga		1		15	11	.234	5.565
		Novo	1		5	23	23		
	Estatuto socioeconómico	U				1		.826	10.721
		UM				4	3		
		LM		1	1	5	8		
		UL	1		4	25	23		
		L				3			

24.	Género	Masculino	13	26	7	6	4	.500	3.356
		Feminino	5	14	3		1		
	Experiência em prótese dentária	Antiga	11	11		3	2	.014	12.533
		Novo	7	29	10	3	3		
	Estatuto socioeconómico	U				1		.126	22.568
		UM	4	2	1				
		LM	5	6	2	1	1		
		UL	9	29	7	4	4		
		L		3					

Perguntas.	Factores		TD	D	N	A	TA	valor p	Teste do Qui-Quadrado
25.	Género	Masculino	9	14		20	13	.500	2.367
		Feminino	6	4		10	3		
	Experiência em prótese dentária	Antiga	10	5		9	3	.026	9.291
		Novo	5	13		21	13		
	Estatuto socioeconómico	U					1	.703	9.000
		UM	2			4	1		
		LM	4	4		4	3		
		UL	9	13		21	10		

		L	0	1		1	1		
26.	Género	Masculino		2		4	50	.578	1.095
		Feminino				1	22		
	Experiência em prótese dentária	Antiga				2	25	.570	1.123
		Novo		2		3	47		
	Estatuto socioeconómico	U					1	.426	8.078
		UM				2	5		
		LM		1		1	13		
		UL		1		2	50		
		L					3		
27.	Género	Masculino				4	52	.129	4.091
		Feminino	1				22		
	Experiência em prótese dentária	Antiga	1			1	25	.353	2.081
		Novo				3	40		
	Estatuto socioeconómico	U				1		.001	25.363
		UM				1	6		
		LM	1				14		
		UL				2	51		
		L					3		

Perguntas.	Factores		TD	D	N	A	TA	valor p	Teste do Qui-Quadrado
28.	Género	Masculino		1	3	8	44	.522	2.251
		Feminino		1		5	17		
	Experiência em prótese dentária	Antiga		1		2	24	.208	4.545
		Novo		1	3	11	37		
	Estatuto socioeconómico	U					1	.971	4.566
		UM				2	5		
		LM		1		2	12		
		UL		1	3	9	40		
		L					3		
29.	Género	Masculino	1	14	32	8	1	.506	3.316
		Feminino	2	7	11	2	1		
	Experiência em prótese dentária	Antiga	1	4	15	6	1	.255	5.334
		Novo	2	17	28	4	1		
	Estatuto socioeconómico	U			1			.716	12.400
		UM		2	3	1	1		
		LM	1	2	8	4			
		UL	2	15	30	5	1		
		L		2	1				
30.	Género	Masculino	1	1	1	2	51	.714	2.120
		Feminino			1	2	20		
	Experiência	Antiga	1			2	24	.415	3.933

	em prótese dentária	Novo		1	2	2	47		
	Estatuto socioeconómico	U	1					.000	93.027
		UM		1			6		
		LM				2	13		
		UL			2	2	49		
		L					3		

Perguntas.	**Factores**		**TD**	**D**	**N**	**A**	**TA**	**valor p**	**Teste do Qui-Quadrado**
31.	**Género**	**Masculino**		1	2	8	45	.458	2.600
		Feminino				6	17		
	Experiência em prótese dentária	**Antiga**				4	23	.575	1.988
		Novo		1	2	10	39		
	Estatuto socioeconómico	**U**				1		.101	18.495
		UM		1			6		
		LM				2	13		
		UL			2	11	40		
		L					3		
32.	**Género**	**Masculino**				2	54	.345	.891
		Feminino				2	21		
	Experiência em prótese dentária	**Antiga**				2	25	.493	.469
		Novo				2	50		
	Estatuto	**U**				1		.000	21.341

	socioeconómico	UM				1	6		
		LM				1	14		
		UL				1	52		
		L					3		
33.	Género	Masculino				2	54	.345	.891
		Feminino				2	21		
	Experiência em prótese dentária	Antiga				2	25	.493	.469
		Novo				2	50		
	Estatuto socioeconómico	U				1		.000	21.341
		UM				1	6		
		LM				1	14		
		UL				1	52		
		L					3		

Perguntas.	Factores		TD	D	N	A	TA	valor p	Teste do Qui-Quadrado
34.	Género	Masculino		1	1	15	39	.711	1.379
		Feminino			1	8	14		
	Experiência em prótese dentária	Antiga			1	5	21	.388	3.022
		Novo		1	1	18	32		
	Estatuto socioeconómico	U				1		.633	9.810
		UM				1	6		
		LM			1	1	13		
		UL		1	1	19	32		

		L				1	2		
35.	Género	Masculino	15	3	1	20	17	.076	8.472
		Feminino	3	6		6	8		
	Experiência em prótese dentária	Antiga	5	2		11	9	.695	2.220
		Novo	13	7	1	15	16		
	Estatuto socioeconómico	U		1				.271	18.958
		UM	1			3	3		
		LM	1			7	7		
		UL	15	7	1	16	14		
		L	1	1			1		
36.	Género	Masculino			1	1	54	.656	.843
		Feminino					23		
	Experiência em prótese dentária	Antiga			1		26	.294	2.451
		Novo				1	51		
	Estatuto socioeconómico	U			1			.000	89.406
		UM				1	6		
		LM					15		
		UL					53		
		L					3		

Tabela 7. Distribuição das respostas em cada variável.

		Benefício	Risco	Sem tratamento
Concordo plenamente	1574	906	93	575
De acordo	462	318	41	103
Neutro	171	107	10	54
Não concordo	209	114	60	35
Discordo totalmente	428	372	33	23
Total	2844	1817	237	790

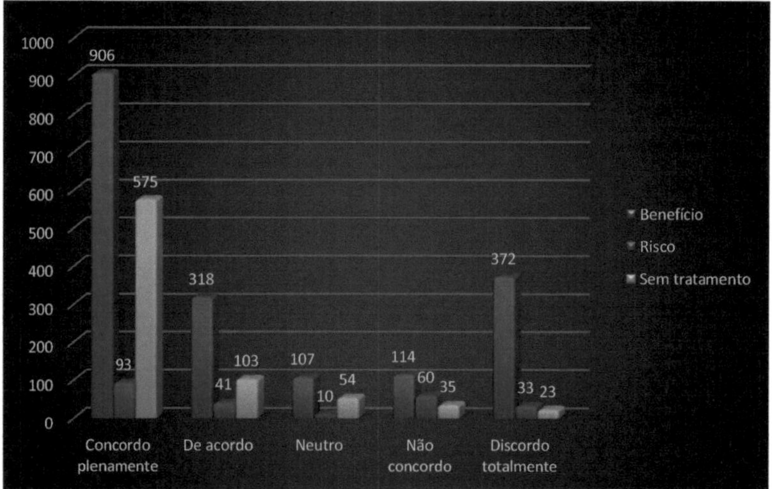

Gráfico 1. Distribuição das respostas em cada variável.

Capítulo 6
DISCUSSÃO

O edentulismo é o estado de perda total dos dentes. Devido ao edentulismo, a mastigação, a fonética e a estética do doente são afectadas[1] . O Glossário de Termos de Prótese Dentária[1] define o edentulismo como "o estado de ser edêntulo; sem dentes naturais", que resulta de um processo multifatorial que envolve factores biológicos (cárie, doença periodontal, doença pulpar e cancro oral), bem como factores relacionados com a profissão dentária (acesso a cuidados de saúde oral, higiene oral do paciente, opções de tratamento e iatrogenia) e trauma .[2]

À medida que uma pessoa evolui para o edentulismo completo, ocorrem alterações na cavidade oral que podem levar à perda de dentes e causar o edentulismo. A prótese pode ser fabricada sobre o osso edêntulo, o que permite ao doente obter apoio para o osso e para a face e, mais importante ainda, melhorar a capacidade de mastigação.

A satisfação dos pacientes com as reabilitações de próteses totais é influenciada por caraterísticas individuais, tais como factores psicológicos, o processo de adaptação e as necessidades de saúde percebidas, que têm de ser consideradas num contexto sociocultural e económico. Os profissionais de medicina dentária devem estar conscientes da importância destas variáveis e devem prestar atenção às percepções e expectativas dos pacientes durante o tratamento, de modo a perceber os desejos dos pacientes utilizando perguntas culturalmente contextualizadas e a saber como e quando limitar as expectativas dos pacientes[5] . A avaliação das caraterísticas de personalidade pode ser útil para prever o comportamento do doente e pode ter um efeito na prestação da terapia . [11]

A hipótese nula deste estudo, de que o género, o nível educacional e a experiência de próteses anteriores não têm influência nas percepções da terapia de prótese completa, foi cumprida. O paciente apresentou uma perceção positiva em relação à terapia de prótese total, mas não houve um efeito significativo do género, da experiência de prótese e do estatuto socioeconómico na perceção da terapia de prótese total.

Uma vez que a perceção do risco apresentou as pontuações mais baixas; no entanto, as diferentes pontuações não foram significativamente diferentes entre os domínios do questionário. Este resultado está de acordo com um estudo anterior em que não foram encontradas diferenças estatisticamente significativas relativamente à perceção de potenciais riscos ou opiniões negativas sobre próteses removíveis[5, 9] . Os valores elevados de perceção positiva das próteses completas também estão de acordo com o mesmo estudo[5, 9] que observou pontuações elevadas de perceção dos benefícios e consequências da ausência de tratamento entre indivíduos edêntulos.

Da mesma forma, os grupos para diferentes avaliações prévias de próteses não diferiram significativamente em relação às pontuações do questionário[5] . No presente estudo, o género não influenciou a perceção da terapia de prótese total. Resultados semelhantes foram relatados por

Marachlioglou CRMG[8] que concluiu que também não havia correlação entre o género dos pacientes e as pontuações das expectativas. O resultado deste estudo é diferente das conclusões de Leles et al.[9] , que observaram pontuações elevadas de percepções dos benefícios, riscos e consequências da ausência de tratamento entre indivíduos edêntulos e que foram influenciadas principalmente pelo género, idade e número de dentes em falta e experiência anterior com a prótese dentária.

Além disso, a experiência do uso da prótese não mostra qualquer influência nas percepções dos pacientes, no entanto, a satisfação com as novas próteses difere da satisfação com uma prótese anterior. As questões 24 e 25 mostraram uma diferença significativa p - 0,014 e 0,026, respetivamente. A primeira está relacionada com a adaptação a uma nova situação e a última refere-se ao sentimento em relação a uma prótese à qual o paciente já está adaptado. Os resultados deste estudo mostraram que quanto maior o tempo de uso, melhor a avaliação prévia da prótese .[5]

Ao considerar a influência dos géneros neste estudo, a maioria dos utilizadores de próteses dentárias era do sexo masculino. Neste estudo, a maioria das mulheres indianas são donas de casa, pelo que podem ter uma interação social limitada e o rácio homem/mulher também foi mais elevado na população estudada[12] . A Que. 12 mostrou uma diferença significativa (.034) relativamente ao efeito da terapia de prótese completa nas oportunidades profissionais. Os doentes do sexo masculino deram uma resposta mais positiva do que as mulheres. Isto pode dever-se ao facto de as mulheres estarem mais preocupadas com a sua aparência (estética) e menos com a sua função (mastigação). Isto pode dever-se ao facto de as mulheres estarem mais sensibilizadas para a estética e procurarem rapidamente tratamento para a mesma[11] . No que diz respeito ao desejo de tratamento de próteses na categoria de género, as mulheres eram auto-motivadas, enquanto os homens eram aconselhados por outros para o mesmo[12] . Também na construção da prótese, a estética é mais prioritária do que a função da mesma. As mulheres são mais autoconscientes e levam uma vida mais stressante do que os homens. Com as próteses completas, tinham deficiências relacionadas com a sua dentição, o que afectou a sua qualidade de vida e o contacto com as pessoas .[11, 12]

O estatuto socioeconómico dos doentes mostrou uma diferença significativa em algumas perguntas sobre as consequências da ausência de tratamento, mas, em comparação com todas as perguntas dos outros dois domínios, esta diferença é classificada como fraca. Este facto pode dever-se à profissão e ao nível de escolaridade dos participantes. Uma vez que a maioria dos participantes incluídos no estudo eram agricultores ou operários e todos eles não tinham concluído a licenciatura. Por conseguinte, o nível de educação também era baixo.

Um estudo efectuado por BP Singh et al[12] sobre o efeito das variáveis sociodemográficas na satisfação com a prótese total em 2012, concluiu que o nível de satisfação era diferente em diferentes níveis de literacia. O nível geral de satisfação foi significativamente mais elevado no nível máximo de literacia. Por conseguinte, o nível de satisfação é mais elevado com o aumento da taxa de literacia. Esta constatação revela que os indivíduos alfabetizados podem compreender facilmente as instruções e as limitações da substituição artificial dos dentes. Com o aumento da taxa de literacia, há um aumento da motivação para o tratamento, o que pode estar relacionado com a sensibilização para o tratamento da prótese[12] . Assim, devido ao nível de educação dos pacientes, embora a diferença significativa fosse muito fraca, o resultado global não mostra qualquer diferença significativa na perceção da terapia de prótese total.

Embora este método tenha sido considerado adequado para medir a perceção dos participantes sobre os potenciais resultados do tratamento protético, Brondani e MacEntee[13] afirmam que é difícil interpretar o significado de uma medida psicométrica quando esta é relatada simplesmente como uma pontuação numérica, especialmente se representar apenas impactos negativos, e talvez esta limitação possa ter influenciado as avaliações dos potenciais riscos do tratamento no nosso estudo. Como sugerido por Locker et al[14] , as pontuações foram divididas em diferentes domínios numa tentativa de ultrapassar tais limitações; no entanto, não é um método fiável porque as pessoas não segregam facilmente a vida em domínios estáveis, bem definidos e mensuráveis.

Para além das limitações já mencionadas deste estudo, esta é uma nova tentativa de obter mais conhecimento sobre as percepções dos pacientes acerca da terapia com prótese total e os factores que podem influenciar essas percepções. Além disso, novos estudos utilizando metodologias diversas (como avaliações qualitativas) devem ser realizados para melhorar ainda mais o nosso conhecimento sobre este tema tão importante da terapia com prótese total.

Limitações

O estudo incluiu os participantes que eram completamente desdentados. O maior número de participantes era de utilizadores de próteses novas ou de utilizadores de próteses pela primeira vez. Por conseguinte, não foi possível avaliar o efeito do uso de próteses antigas e a adaptação às próteses. Além disso, o período de tempo de uso da prótese para utilizadores antigos pode ter influência na perceção da terapia com prótese completa. Além disso, a escolaridade da maioria dos participantes era muito baixa, o que pode afetar a sensibilização dos participantes para a terapia com prótese total. Assim, os estudos futuros com um maior número de pacientes portadores de próteses antigas e com níveis de literacia variados podem produzir melhores evidências clínicas.

Capítulo 7
RESUMO E CONCLUSÃO

Foi planeado um estudo para avaliar as percepções dos doentes sobre os benefícios e os riscos da terapia com próteses completas como um estudo de questionário. Foi obtida a aprovação do comité de ética institucional para a realização do estudo. Os doentes que se dirigem ao Departamento de Prótese Dentária, Coroa e Ponte para tratamento de prótese total serão selecionados para inclusão no estudo. Foram informados do estudo através da Folha de Informação do Participante e será obtido o Consentimento Informado. Um total de 79 participantes foram incluídos no estudo de acordo com os critérios de inclusão e exclusão.

As variáveis clínicas e as variáveis relacionadas com o doente, tais como o sexo, a idade e o nível de escolaridade, foram anotadas nos registos dos doentes no início da terapia de prótese total e incluídas no formulário de consentimento do doente. A avaliação das percepções dos doentes sobre a sua terapia individual com prótese total foi efectuada através de um questionário. O questionário foi traduzido para gujarati através de um método de tradução reversa. O questionário foi validado e depois utilizado no estudo.

Cada questão recebeu uma pontuação de acordo com uma escala do tipo Likert (01 = discordo totalmente; 02 = discordo; 03 = neutro; 04 = concordo; e 05 = concordo totalmente). As respostas foram avaliadas em três domínios:

1. Benefícios (percepções positivas);
2. Riscos (percepções negativas);

3. Consequências da ausência de tratamento.

O questionário foi administrado pessoalmente no B.O.D. do departamento ou durante o curso do tratamento. Foi entregue ao doente o formulário do questionário para preencher (Fig.1). Depois disso, a avaliação do questionário foi efectuada através de quatro pontuações (que são médias das pontuações das perguntas): uma para todo o questionário e as outras três relacionadas com as consequências da ausência de tratamento, os domínios dos riscos e dos benefícios.

A pontuação assim obtida foi avaliada utilizando estatísticas descritivas. Além disso, a influência das variáveis de género, experiência com próteses e estatuto socioeconómico na perceção dos benefícios e riscos da terapia com próteses completas em pacientes completamente desdentados foi feita utilizando o teste do Qui-quadrado.

Entre todos os 79 participantes, cinquenta e seis eram do sexo masculino e vinte e três do sexo feminino e a idade média de toda a amostra era de 62,22 anos, variando entre 58 e 80 anos. Cinquenta e dois participantes eram utilizadores de próteses novas e vinte e sete eram utilizadores de próteses antigas. Todos os participantes foram divididos em cinco grupos de acordo com o seu estatuto socioeconómico e foi atribuída uma pontuação. Entre todos os participantes, apenas 1 participante pertencia à classe alta. Sete pertenciam à classe média alta, 15 à classe média baixa, 53 à classe baixa alta e 3 à classe baixa. A maioria dos participantes pertencia à classe Alta e Baixa.

Relativamente à perceção da terapia de prótese total, todos os participantes foram positivos em relação à terapia de prótese total. Os benefícios da terapia com prótese total receberam a pontuação mais elevada, seguidos das consequências da ausência de tratamento e dos factores de risco, que receberam a pontuação mais baixa. Não foram encontradas diferenças estatisticamente significativas em relação ao género, à experiência do utilizador de prótese dentária e houve uma ligeira diferença estatisticamente significativa no estatuto socioeconómico em algumas questões. A perceção da terapia de prótese total foi positiva em relação ao género, à experiência do utilizador de prótese e ao estatuto socioeconómico. A perceção da terapia de prótese total não foi influenciada pelo género e pela experiência do utilizador de prótese, mas pode ser influenciada pelo estatuto socioeconómico de uma pessoa.

Conclusão

1. Todos os participantes foram positivos quanto à perceção da terapia de prótese completa.
2. Os benefícios da terapia com prótese completa receberam a pontuação mais elevada, seguidos das consequências da ausência de tratamento e dos factores de risco, que receberam a pontuação mais baixa.
3. Não foram encontradas diferenças estatisticamente significativas em relação ao género e à experiência do utilizador de próteses e ao estatuto socioeconómico.

Capítulo 8
REFERÊNCIAS

1. O glossário de termos de prótese dentária. J Prosthet Dent 2005; 94:10-92.
2. Felton DA: Edentulismo e factores de comorbilidade. J Prosthodont 2009; 18:88-96.
3. Marchini L. Satisfação dos pacientes com próteses totais: uma atualização. Braz Dent Sci 2014; 17(4):5-16.
4. Smith PW, McCord JF. O que é que os pacientes esperam das próteses completas? J Dent 2004; 32:3-7.
5. Miranda BB, Fernandes dos Santos MB, Marchini L. Percepções dos pacientes sobre os benefícios e riscos da terapia com prótese total. J Prosthodont 2014; 23:515-20.
6. Ellis JS, Pelekis ND, e Thomason JM: Reabilitação convencional de pacientes edêntulos: o impacto na qualidade de vida relacionada com a saúde oral e na satisfação do paciente. J Prosthodont 2007; 16:37-42.
7. Yoshida M, Sato Y, Akagawa Y. Correlação entre qualidade de vida e satisfação com a prótese em utilizadores idosos de próteses completas. Int J Prosthodont 2001; 14:77-80.
8. Marachlioglou CRMG, Dos Santos JFF, Cunha VPP. Expectativas e avaliação final de próteses totais por pacientes, dentista e técnico de prótese dentária J Oral Rehabil 2010 37; 518-24

9. Leles CR, Morandini WJ, da Silva ET. Avaliação da perceção dos resultados potenciais do tratamento protético em pacientes parcial e totalmente desdentados. J Oral Rehabil 2008; 35:682-9.

10. Oberoi SS. Atualização dos intervalos de rendimento da escala do estatuto socioeconómico de Kuppuswamy para o ano de 2014. Indian J Public Health. 2015; 59(2):156-7.

11. Hantash RA, AL-Omiri MK, Yunis MA, Dar-Odeh N, Lynch E. Relação entre o impacto do tratamento com prótese total na vida quotidiana, satisfação e perfil de personalidade. J contemp dent pract. 2011; 12(3):200-7.

12. Singh BP et al. Efeito das variáveis sociodemográficas na satisfação com a prótese completa J Adv Prosthodont 2012; 4:43-51

13. Brondani e MacEntee. The concept of validity in sociodental indicators and oral health-related quality-of-life measures. Community Dent Oral Epidemiol 2007; 34: 472-8

14. Locker et al, What Do Older Adults' Global Self-ratings of Oral Health Measure? J of Public Health Dentistry. 2005; 65(3):146-52.

Capítulo 9
Anexos

ANEXO I

Sumandeep Vidyapeeth
Institutional Ethics Committee (SVIEC)
Declared as deemed to be university u/s 3 of UGC act of 1956
At & Po Pipariya,Ta. Waghodia,
Dist. Vadodara-391760 (Gujarat) India , Phone :+02668-245262/64/66
E-Mail : rd.sumandeep@gmail.com | www.sumandeepuniversity.co.in

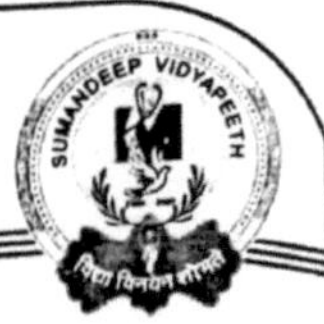

CHAIRMAN
Mr. Rajesh Jhaveri

MEMBER SECRETARY
Dr. Niraj Pandit
Prof. Community Medicine

COMMITTEE MEMBERS
Dr. G.V. Shah
Dean, SBKS MI & RC

Dr. Varsha Sanghvi
Asst. Prof. Dept. of Paediatrics

Dr. Prasad Muley
Professor, Dept. of Paediatrics

Dr. Vandana Shah
Professor, Oral Pathology

Navin Shah
Oral Surgery

Miss Stuti Dave
HR & Legal Adviser

Dr. Bhagya Sattigeri
Professor & HOD Dept. of Pharmacology

Mr. Amul Joshi
Social worker, The MINDS Foundation

Ms. Dhara Mehta
Lay Person

Date: 6th Feb 2016

SUMANDEEP VIDYAPEETH
INSTITUTIONAL ETHICS COMMITTEE
OUTWARD SVIEC/ON/Dent/SRP/16029
DATE 6/feb/16
SIGN

Dr. Diptesh Rami (P.G)
Department of Prosthodontics
KMSDCH,
Sumandeep Vidyapeeth,
Piparia, Waghodia Road,
Vadodara-391760
Gujarat.

Ref: Your study synopsis entitled "Evaluation of perceptions of benefits & risks of complete denture therapy in completely edentulous patients. A questionnaire study." submitted to the SV IEC for approval.

Sub: Approval for conducting the referenced study

Dear Dr. Diptesh,

The Sumandeep Vidyapeeth Institutional Ethics Committee (SV IEC) is in receipt of your above mentioned study document and as the research study classifies in the minimal risk category; as recommended by HRRP KMSDCH. The SV IEC approves your study to be conducted in the presented form.

The approval remains valid for a period of 1 year. In case the study is not initiated within one year, the Ethics Committee expects to be informed about the reason for the same and a fresh approval will have to be obtained subsequently.

The Sumandeep Vidyapeeth Institutional Ethics Committee expects to be informed about the progress of the study (every 6 months), any Serious Adverse Event (SAE) occurring in the course of the study, and if any changes are made in the protocol or patient information/informed consent the SVIEC needs to be informed about this in advance and an additional permission is required to be taken. The SV IEC also requires you to submit a copy of the final study report.

Dr. Niraj Pandit
Member Secretary
SV Institutional Ethics committee

SUMANDEEP VIDYAPEETH
INSTITUTIONAL ETHICS COMMITTEE
AT PO. PIPARIA, TAL. WAGHODIYA
DIST. VADODARA-391760

ANEXO II

SUMANDEEP VIDYAPEETH
INSTITUTIONAL ETHICS COMMITTEE
OUTWARD: SVIEC/ON/Dent/SRP/16085
DATE: 23-4-16
SIGN.

Date: 22nd Apr 2016

STUDY COMPLETION CERTIFICATE

This is to certify that your study entitled; "Evaluation of perceptions of benefits and risks of complete denture therapy in completely edentulous patients- A questionnaire study." Research project was done by **"Dr. Diptesh Rami"** (Post Graduate Student, Dept of Prosthodontics, K.M.S.D.C.H., Sumandeep Vidyapeeth, Piparia, Waghodiya, and Vadodara 391760 Gujarat) and it was conducted to the satisfaction of the Sumandeep Vidyapeeth Institutional Ethics committee.

Dr Niraj Pandit
Member Secretary
SV Institutional Ethics committee

SUMANDEEP VIDYAPEETH
INSTITUTIONAL ETHICS COMMITTEE
AT & PO. PIPARIA TAL. WAGHODIYA,
DIST. VADODARA-391760.

SVIEC is the ethics committee of Sumandeep Vidyapeeth. The constitutional colleges of SV are SBKS Medical Institute & Research Centre; K M Shah Dental College & Hospital, Sumandeep Nursing College, College of Physiotherapy, Department of Pharmacy and School of Management.

ANEXO III a

FICHA DE INFORMAÇÃO DO PACIENTE

Título do estudo: Avaliação das Percepções dos Pacientes sobre os Benefícios e Riscos da Terapia de Prótese Completa: Um Estudo de Questionário

1. Introdução

O edentulismo é a perda completa de todos os dentes naturais. Este estudo está a ser realizado para verificar a perceção dos pacientes relativamente aos benefícios e riscos associados à terapia com prótese total. Este estudo inclui as questões relacionadas com os benefícios e riscos do tratamento com prótese total.

2) Qual é o objetivo do estudo?

O objetivo do estudo é avaliar a perceção dos pacientes relativamente aos benefícios e riscos do tratamento com prótese total em pacientes completamente desdentados.

3) Porque é que fui escolhido?

É selecionado de acordo com os critérios de inclusão do estudo, uma vez que é um utilizador antigo de próteses dentárias.

4) Tenho de participar?

Sim, tem de participar no estudo porque os critérios de inclusão do meu estudo são semelhantes ao seu diagnóstico clínico.

5) Qual é a duração do estudo?

O estudo tem um período de tempo de 02 meses.

6) O que é que me vai acontecer se eu participar?

Se participou no estudo, será considerado como participante no mesmo.

7) **O que é que tenho de fazer?**

Terá de responder às perguntas que lhe foram colocadas.

8 **) Qual é o medicamento que está a ser testado?**

Não serão utilizados medicamentos durante o estudo.

9) **Quais são os benefícios do estudo?**

Com a ajuda deste estudo, ficaremos a conhecer os conhecimentos sobre o tratamento de próteses completas em pacientes completamente desdentados.

10) **Quais são as alternativas de tratamento?**

Não aplicável

11) **Quais são os efeitos secundários do tratamento recebido durante o estudo?**

Uma vez que apenas o papel de perguntas é utilizado no estudo. Por isso, não haverá hipóteses de efeitos secundários.

12) **E se surgirem novas informações?**

Se houver novas informações disponíveis sobre a terapia de prótese total, ser-lhe-ão comunicadas.

13) **O que acontece quando o estudo é interrompido?**

Quando o estudo terminar, ficaremos a saber qual é a perceção dos pacientes completamente desdentados sobre o tratamento com próteses completas.

14 **) E se algo correr mal?**

Não há qualquer hipótese de algo correr mal, porque só lhe serão colocadas perguntas e terá de dar respostas.

15) A minha participação será mantida confidencial?

Sim, a sua participação no estudo será mantida confidencial. Reserva-se a liberdade de se retirar do estudo em qualquer altura, sem dar qualquer justificação para tal.

16) Que mais devo saber?

Gostaríamos também de informar que os resultados obtidos com este estudo serão utilizados apenas para publicações, apresentações e manutenção de registos.

17. precauções adicionais

Não serão necessárias quaisquer precauções adicionais.

18. a quem telefonar em caso de dúvidas?

Durante o decurso do estudo, se tiver dúvidas, questões ou queixas, deve contactar o Investigador Principal.

ANEXO IVa

Formulário de Consentimento Informado (ICF) para Participantes em Programas de Investigação que envolvam estudos em seres humanos

Título do Estudo: - Avaliação dos Conhecimentos dos Estudantes de Enfermagem de Sumandeep Vidyapeeth relativamente à Saúde Oral da População Geriátrica: Um Estudo por Questionário.

Número do estudo: SVIEC/ON/DENT/SRP/16027

Iniciais do sujeito: **Nome do sujeito:**

Idade:

Endereço do sujeito: _ ____
____
____

Qualificação:______________________________

Profissão: Estudante/ Trabalhador por conta própria/ Serviço/ Dona de casa/Outros: (Assinalar a opção correta)

Rendimento anual do sujeito: ________________________

Dados da(s) pessoa(s) nomeada(s):

Nome da pessoa nomeada:______________________________________

Endereço da pessoa nomeada:___________________________________
____
____

Por favor, rubrique a caixa (Assunto)

i. Confirmo que li e compreendi a ficha de informação datada de .... relativa ao estudo acima referido e que tive a oportunidade de colocar questões. ☐

ii. Compreendo que a minha participação no estudo é voluntária e que sou livre de me retirar a qualquer momento, sem dar qualquer motivo, sem que os meus cuidados médicos ou direitos legais sejam afectados. ☐

iii. Compreendo que o Promotor do ensaio clínico, outras pessoas que trabalhem em nome do Promotor, o Comité de Ética e as autoridades regulamentares não necessitarão da minha autorização para consultar os meus registos de saúde, tanto no que diz respeito ☐

ao estudo em curso como a qualquer outra investigação que possa ser realizada em relação ao mesmo, mesmo que eu me retire do ensaio. Concordo com este acesso. No entanto, compreendo que a minha identidade não será revelada em qualquer informação divulgada a terceiros ou publicada em .

iv. Concordo em não restringir a utilização de quaisquer dados ou resultados resultantes deste estudo, desde que essa utilização se destine apenas a fins científicos

v. Concordo em participar no estudo acima referido.

Assinatura ou impressão digital do sujeito/LAR: ______________________

Data: ______________________

Nome do signatário: ______________________

Assinatura do Investigador: ______________________

Data: ______________________

Nome do Investigador do Estudo: ______________________

Assinatura da testemunha ______________________

Data: ______________________

Nome da testemunha: ______________________

ANEXO V

Relatório de validação

Os resultados do questionário validado são de 81,5% para este estudo.

FÓRMULA DE VALIDAÇÃO

O questionário é validado através do teste do qui-quadrado. O qui-quadrado é a soma da diferença ao quadrado entre os dados observados (O) e os dados esperados (E) (ou o desvio, D), dividida pelos dados esperados em todas as categorias possíveis e os dados introduzidos no SPSS 18.0 com o nível de significância de 0,05 (5%)

ANEXO VI-A

QUESTIONÁRIO PARA RECOLHA DE DADOS

N.º dos participantes | Idade/Sexo -

Educação - | Estado civil -

Profissão - | Rendimento familiar -

Estatuto socioeconómico

Que. 1. A terapia com dentadura completa melhora a mastigação dos alimentos

Discordo totalmente	Não concordo	Neutro	De acordo	Concordo plenamente

Que. 2. A terapia com dentadura completa Permite comer alimentos que não eram consumidos antes

Discordo totalmente	Não concordo	Neutro	De acordo	Concordo plenamente

Que. 3. A terapia de prótese completa melhora o sorriso

Discordo totalmente	Não concordo	Neutro	De acordo	Concordo plenamente

Que. 4. A terapia de prótese completa melhora a estética

Discordo totalmente	Não concordo	Neutro	De acordo	Concordo plenamente

Que. 5. A terapia de prótese completa melhora a qualidade de vida

Discordo totalmente	Não concordo	Neutro	De acordo	Concordo plenamente

Que. 6. A terapia de dentadura completa melhora a saúde geral

Discordo totalmente	Não concordo	Neutro	De acordo	Concordo plenamente

Que. 7. A terapia com dentadura completa melhora a fonética

Discordo totalmente	Não concordo	Neutro	De acordo	Concordo plenamente

Que. 8. A terapia com dentadura completa melhora a comunicação social

Discordo totalmente	Não concordo	Neutro	De acordo	Concordo plenamente

Que. 9. A terapia da dentadura completa melhora a digestão

Discordo totalmente	Não concordo	Neutro	De acordo	Concordo plenamente

Que. 10. A terapia da prótese completa Alivia as dores faciais e as dores de cabeça

Discordo totalmente	Não concordo	Neutro	De acordo	Concordo plenamente

Que. 11. A terapia de prótese completa melhora a mordida

Discordo totalmente	Não concordo	Neutro	De acordo	Concordo plenamente

Que. 12. A terapia da prótese total oferece mais oportunidades profissionais

Discordo totalmente	Não concordo	Neutro	De acordo	Concordo plenamente

Que. 13. A terapia de prótese completa oferece benefícios que valem os custos

Discordo totalmente	Não concordo	Neutro	De acordo	Concordo plenamente

Que. 14. A terapia de prótese completa é muito cara

Discordo totalmente	Não concordo	Neutro	De acordo	Concordo plenamente

Que. 15. A terapia com próteses completas pode causar algum tipo de rejeição

Discordo totalmente	Não concordo	Neutro	De acordo	Concordo plenamente

Que. 16. A terapia de dentadura completa pode causar dificuldades na mastigação

Discordo totalmente	Não concordo	Neutro	De acordo	Concordo plenamente

Que. 17. A terapia com próteses completas pode causar algum tipo de doença, como o cancro

Discordo totalmente	Não concordo	Neutro	De acordo	Concordo plenamente

Que. 18. A terapia de dentadura completa pode prejudicar o tecido ósseo ou as gengivas

Discordo totalmente	Não concordo	Neutro	De acordo	Concordo plenamente

Que. 19. A terapia da prótese completa é stressante

Discordo totalmente	Não concordo	Neutro	De acordo	Concordo plenamente

Que. 20. A terapia da prótese completa pode causar ansiedade devido ao atraso no tratamento

Discordo totalmente	Não concordo	Neutro	De acordo	Concordo plenamente

Que. 21. A terapia de prótese completa requer consultas periódicas de acompanhamento

Discordo totalmente	Não concordo	Neutro	De acordo	Concordo plenamente

Que. 22. Quem recebe dentaduras completas sente-se mais jovem

Discordo totalmente	Não concordo	Neutro	De acordo	Concordo plenamente

Que. 23. Quem recebe dentaduras completas sente-se mais feliz e confiante

Discordo totalmente	Não concordo	Neutro	De acordo	Concordo plenamente

Que. 24. Quem recebe próteses completas pode ficar desapontado com o tratamento (ou seja, não é tão bom quanto o esperado)

Discordo totalmente	Não concordo	Neutro	De acordo	Concordo plenamente

Que. 25. Quem recebe dentaduras completas pensa que a prótese nunca será como os dentes naturais

Discordo totalmente	Não concordo	Neutro	De acordo	Concordo plenamente

Que. 26. Quem recebe próteses completas Pensa que a qualidade da terapia depende do profissional que efectua o tratamento

Discordo totalmente	Não concordo	Neutro	De acordo	Concordo plenamente

Que. 27. O edentulismo e a ausência de prótese podem causar problemas digestivos

Discordo totalmente	Não concordo	Neutro	De acordo	Concordo plenamente

Que. 28. O edentulismo e a ausência de próteses podem tornar uma pessoa mais feia

Discordo totalmente	Não concordo	Neutro	De acordo	Concordo plenamente

Que. 29. O edentulismo e a ausência de prótese podem causar dores faciais ou dores de cabeça

Discordo totalmente	Não concordo	Neutro	De acordo	Concordo plenamente

Que. 30. O edentulismo e a ausência de prótese podem causar inibição ou baixa autoestima

Discordo totalmente	Não concordo	Neutro	De acordo	Concordo plenamente

Que. 31. O edentulismo e a ausência de prótese podem dificultar o relacionamento interpessoal

Discordo totalmente	Não concordo	Neutro	De acordo	Concordo plenamente

Que. 32. O edentulismo e a ausência de prótese podem levar a problemas de saúde geral

Discordo totalmente	Não concordo	Neutro	De acordo	Concordo plenamente

Que. 33. O edentulismo e a ausência de prótese fazem com que a pessoa evite certos alimentos

Discordo totalmente	Não concordo	Neutro	De acordo	Concordo plenamente

Que. 34. O edentulismo e a ausência de próteses fazem com que a pessoa se sinta mais velha

Discordo totalmente	Não concordo	Neutro	De acordo	Concordo plenamente

Que. 35. O edentulismo e a ausência de prótese Podem causar (gerar) sentimentos negativos

Discordo totalmente	Não concordo	Neutro	De acordo	Concordo plenamente

Que. 36. O edentulismo e a ausência de prótese torna necessário o uso de uma prótese dentária

Discordo totalmente	Não concordo	Neutro	De acordo	Concordo plenamente

ANEXO VIb

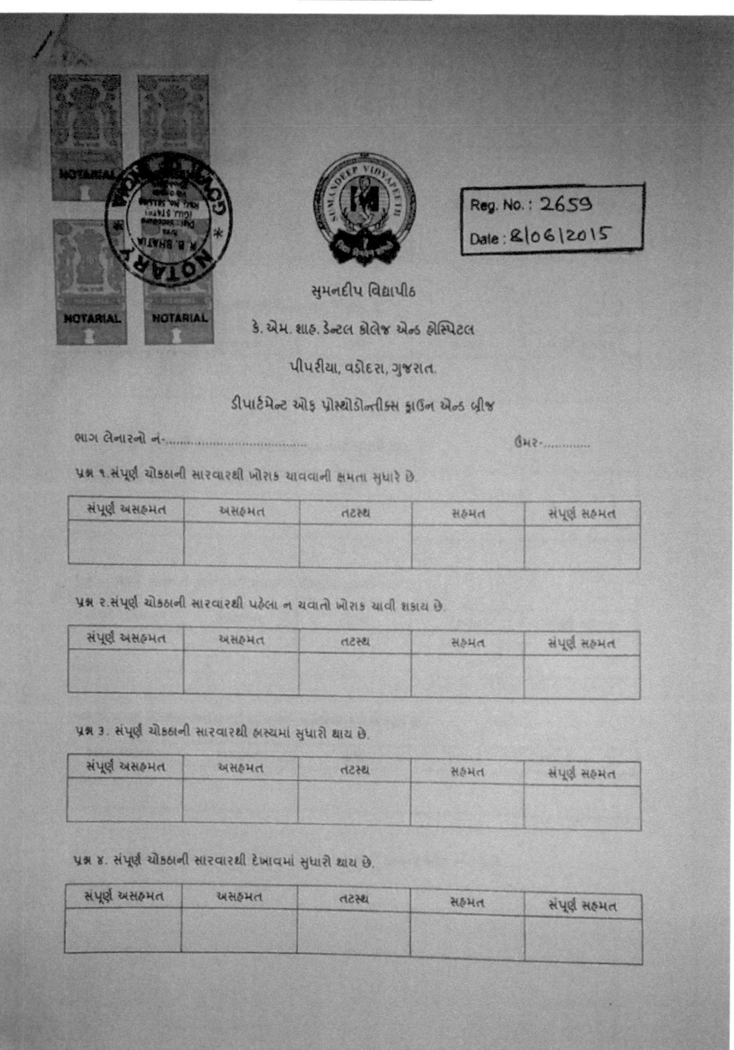

Reg. No.: 2659
Date: 8|06|2015

સુમનદીપ વિદ્યાપીઠ

કે. એમ. શાહ. ડેન્ટલ કોલેજ એન્ડ હોસ્પિટલ

પીપરીયા, વડોદરા, ગુજરાત.

ડીપાર્ટમેન્ટ ઓફ પ્રોસ્થોડોન્ટીક્સ ક્રાઉન એન્ડ બ્રીજ

ભાગ લેનારનો નં-.................................... ઉંમર-............

પ્રશ્ન ૧.સંપૂર્ણ ચોકઠાની સારવારથી ખોરાક ચાવવાની ક્ષમતા સુધારે છે.

સંપૂર્ણ અસહમત	અસહમત	તટસ્થ	સહમત	સંપૂર્ણ સહમત

પ્રશ્ન ૨.સંપૂર્ણ ચોકઠાની સારવારથી પહેલા ન ચવાતો ખોરાક ચાવી શકાય છે.

સંપૂર્ણ અસહમત	અસહમત	તટસ્થ	સહમત	સંપૂર્ણ સહમત

પ્રશ્ન ૩. સંપૂર્ણ ચોકઠાની સારવારથી હાસ્યમાં સુધારો થાય છે.

સંપૂર્ણ અસહમત	અસહમત	તટસ્થ	સહમત	સંપૂર્ણ સહમત

પ્રશ્ન ૪. સંપૂર્ણ ચોકઠાની સારવારથી દેખાવમાં સુધારો થાય છે.

સંપૂર્ણ અસહમત	અસહમત	તટસ્થ	સહમત	સંપૂર્ણ સહમત

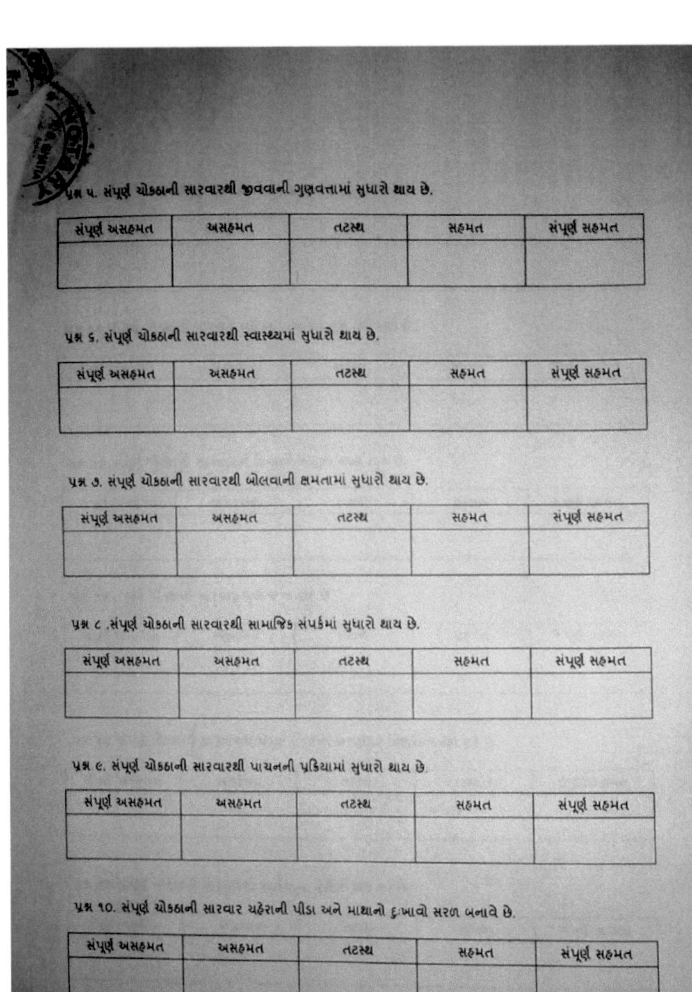

પ્રશ્ન ૫. સંપૂર્ણ ચોકઠાની સારવારથી જીવવાની ગુણવત્તામાં સુધારો થાય છે.

સંપૂર્ણ અસહમત	અસહમત	તટસ્થ	સહમત	સંપૂર્ણ સહમત

પ્રશ્ન ૬. સંપૂર્ણ ચોકઠાની સારવારથી સ્વાસ્થ્યમાં સુધારો થાય છે.

સંપૂર્ણ અસહમત	અસહમત	તટસ્થ	સહમત	સંપૂર્ણ સહમત

પ્રશ્ન ૭. સંપૂર્ણ ચોકઠાની સારવારથી બોલવાની ક્ષમતામાં સુધારો થાય છે.

સંપૂર્ણ અસહમત	અસહમત	તટસ્થ	સહમત	સંપૂર્ણ સહમત

પ્રશ્ન ૮ .સંપૂર્ણ ચોકઠાની સારવારથી સામાજિક સંપર્કમાં સુધારો થાય છે.

સંપૂર્ણ અસહમત	અસહમત	તટસ્થ	સહમત	સંપૂર્ણ સહમત

પ્રશ્ન ૯. સંપૂર્ણ ચોકઠાની સારવારથી પાચનની પ્રક્રિયામાં સુધારો થાય છે.

સંપૂર્ણ અસહમત	અસહમત	તટસ્થ	સહમત	સંપૂર્ણ સહમત

પ્રશ્ન ૧૦. સંપૂર્ણ ચોકઠાની સારવાર ચહેરાની પીડા અને માથાનો દુઃખાવો સરળ બનાવે છે.

સંપૂર્ણ અસહમત	અસહમત	તટસ્થ	સહમત	સંપૂર્ણ સહમત

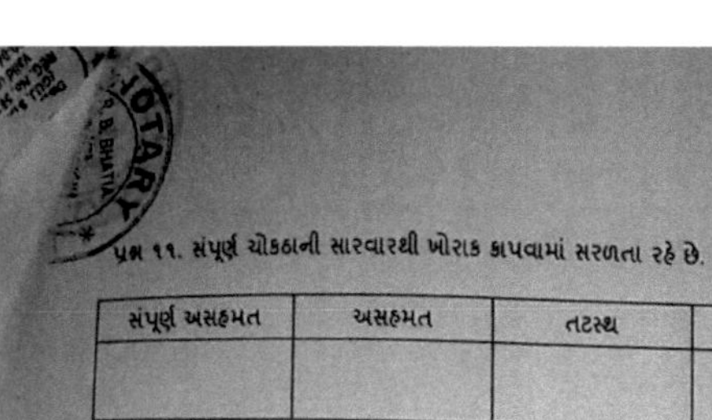

પ્રશ્ન ૧૧. સંપૂર્ણ ચોકઠાની સારવારથી ખોરાક કાપવામાં સરળતા રહે છે.

સંપૂર્ણ અસહમત	અસહમત	તટસ્થ	સહમત	સંપૂર્ણ સહમત

પ્રશ્ન ૧૨. સંપૂર્ણ ચોકઠાની સારવાર વધુ વ્યાવસાયિક તકો પૂરી પાડે છે.

સંપૂર્ણ અસહમત	અસહમત	તટસ્થ	સહમત	સંપૂર્ણ સહમત

પ્રશ્ન ૧૩. સંપૂર્ણ ચોકઠાની સારવારમાં કિંમતને અનુરૂપ લાભ થાય છે.

સંપૂર્ણ અસહમત	અસહમત	તટસ્થ	સહમત	સંપૂર્ણ સહમત

પ્રશ્ન ૧૪. સંપૂર્ણ ચોકઠાની સારવાર ખુબ જ ખર્ચાળ છે.

સંપૂર્ણ અસહમત	અસહમત	તટસ્થ	સહમત	સંપૂર્ણ સહમત

પ્રશ્ન ૧૫. સંપૂર્ણ ચોકઠાની સારવારનો અમુક પ્રકારના કારણોસર અસ્વીકાર થઇ શકે છે.

સંપૂર્ણ અસહમત	અસહમત	તટસ્થ	સહમત	સંપૂર્ણ સહમત

પ્રશ્ન ૧૬. સંપૂર્ણ ચોકઠાની સારવારથી ચાવવામાં મુશ્કેલી થઇ શકે છે.

સંપૂર્ણ અસહમત	અસહમત	તટસ્થ	સહમત	સંપૂર્ણ સહમત

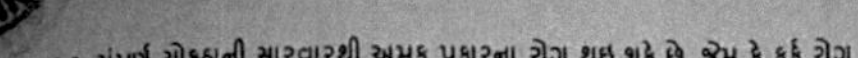

પ્રશ્ન ૧૭. સંપૂર્ણ ચોકઠાની સારવારથી અમુક પ્રકારના રોગ થઇ શકે છે, જેમ કે કર્ક રોગ.

સંપૂર્ણ અસહમત	અસહમત	તટસ્થ	સહમત	સંપૂર્ણ સહમત

પ્રશ્ન ૧૮. સંપૂર્ણ ચોકઠાની સારવાર હાડકા અને પેઢાને નુકસાન કરે છે.

સંપૂર્ણ અસહમત	અસહમત	તટસ્થ	સહમત	સંપૂર્ણ સહમત

પ્રશ્ન ૧૯. સંપૂર્ણ ચોકઠાની સારવાર તણાવગ્રસ્ત છે.

સંપૂર્ણ અસહમત	અસહમત	તટસ્થ	સહમત	સંપૂર્ણ સહમત

પ્રશ્ન ૨૦. સંપૂર્ણ ચોકઠાની સારવારમાં વિલંબનેકારણે ચિંતા થઇ શકે છે.

સંપૂર્ણ અસહમત	અસહમત	તટસ્થ	સહમત	સંપૂર્ણ સહમત

પ્રશ્ન ૨૧. સંપૂર્ણ ચોકઠાની સારવારમાં વારંવાર મુલાકાત જરૂરી છે.

સંપૂર્ણ અસહમત	અસહમત	તટસ્થ	સહમત	સંપૂર્ણ સહમત

પ્રશ્ન ૨૨. જેમને ચોકઠું મળી ગયું છે તે જવાન હોવાનો અનુભવ કરે છે.

સંપૂર્ણ અસહમત	અસહમત	તટસ્થ	સહમત	સંપૂર્ણ સહમત

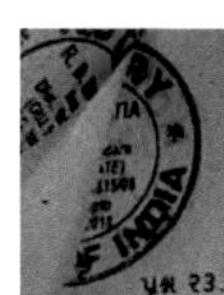

પ્રશ્ન ૨૩. જેમને ચોકઠું મળી ગયું છે તે ખુબ ખુશ અને વધુ વિશ્વાસુ અનુભવે છે.

સંપૂર્ણ અસહમત	અસહમત	તટસ્થ	સહમત	સંપૂર્ણ સહમત

પ્રશ્ન ૨૪. જેમને ચોકઠું મળી ગયું છે તે સારવારથી નાખુશ છે. (જેમ કે, જેવી અપેક્ષા હતી એવુ નથી.)

સંપૂર્ણ અસહમત	અસહમત	તટસ્થ	સહમત	સંપૂર્ણ સહમત

પ્રશ્ન ૨૫. જેમને ચોકઠું મળી ગયું છે તે વિચારે છે કે ચોકઠુ ક્યારેય કુદરતી દાંત જેવું ના હોય.

સંપૂર્ણ અસહમત	અસહમત	તટસ્થ	સહમત	સંપૂર્ણ સહમત

પ્રશ્ન ૨૬. જેમને ચોકઠું મળી ગયું છે તે વિચારે છે કે સારવારની ગુણવત્તા સારવાર કરનાર નિષ્ણાત પર આધારિત છે.

સંપૂર્ણ અસહમત	અસહમત	તટસ્થ	સહમત	સંપૂર્ણ સહમત

પ્રશ્ન ૨૭. બોખાપણું અને ચોકઠાના અભાવથી કે સારવાર ન કરાવવાથી પાચનક્રિયામાં તકલીફ થઇ શકે છે.

સંપૂર્ણ અસહમત	અસહમત	તટસ્થ	સહમત	સંપૂર્ણ સહમત

પ્રશ્ન ૨૮. બોખાપણું અને ચોકઠાનો અભાવ કે સારવાર ન થાય તો માણસ કદરૂપો લાગી શકે છે.

સંપૂર્ણ અસહમત	અસહમત	તટસ્થ	સહમત	સંપૂર્ણ સહમત

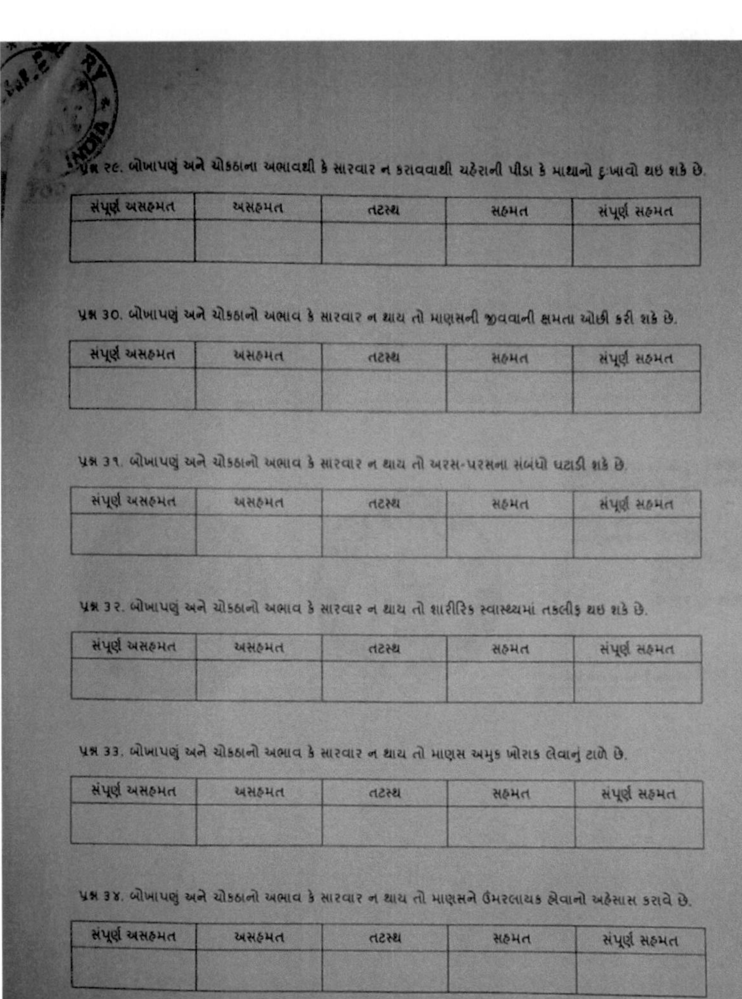

પ્રશ્ન ૨૯. બોખાપણું અને ચોકઠાના અભાવથી કે સારવાર ન કરાવવાથી ચહેરાની પીડા કે માથાનો દુ:ખાવો થઇ શકે છે.

સંપૂર્ણ અસહમત	અસહમત	તટસ્થ	સહમત	સંપૂર્ણ સહમત

પ્રશ્ન ૩૦. બોખાપણું અને ચોકઠાનો અભાવ કે સારવાર ન થાય તો માણસની જીવવાની ક્ષમતા ઓછી કરી શકે છે.

સંપૂર્ણ અસહમત	અસહમત	તટસ્થ	સહમત	સંપૂર્ણ સહમત

પ્રશ્ન ૩૧. બોખાપણું અને ચોકઠાનો અભાવ કે સારવાર ન થાય તો અરસ-પરસના સંબંધો ઘટાડી શકે છે.

સંપૂર્ણ અસહમત	અસહમત	તટસ્થ	સહમત	સંપૂર્ણ સહમત

પ્રશ્ન ૩૨. બોખાપણું અને ચોકઠાનો અભાવ કે સારવાર ન થાય તો શારીરિક સ્વાસ્થ્યમાં તકલીફ થઇ શકે છે.

સંપૂર્ણ અસહમત	અસહમત	તટસ્થ	સહમત	સંપૂર્ણ સહમત

પ્રશ્ન ૩૩. બોખાપણું અને ચોકઠાનો અભાવ કે સારવાર ન થાય તો માણસ અમુક ખોરાક લેવાનું ટાળે છે.

સંપૂર્ણ અસહમત	અસહમત	તટસ્થ	સહમત	સંપૂર્ણ સહમત

પ્રશ્ન ૩૪. બોખાપણું અને ચોકઠાનો અભાવ કે સારવાર ન થાય તો માણસને ઉંમરલાયક હોવાનો અહેસાસ કરાવે છે.

સંપૂર્ણ અસહમત	અસહમત	તટસ્થ	સહમત	સંપૂર્ણ સહમત

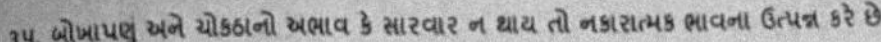

પ્રશ્ન ૩૫. બોખાપણું અને ચોકઠાનો અભાવ કે સારવાર ન થાય તો નકારાત્મક ભાવના ઉત્પન્ન કરે છે.

સંપૂર્ણ અસહમત	અસહમત	તટસ્થ	સહમત	સંપૂર્ણ સહમત

પ્રશ્ન ૩૬. બોખાપણું અને ચોકઠાનો અભાવ કે સારવાર ન થાય તો માણસને ચોકઠું વાપરવું જરૂરી બનાવે છે.

સંપૂર્ણ અસહમત	અસહમત	તટસ્થ	સહમત	સંપૂર્ણ સહમત

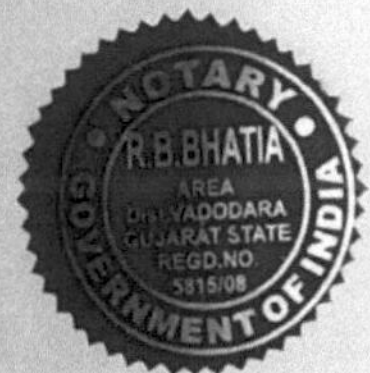

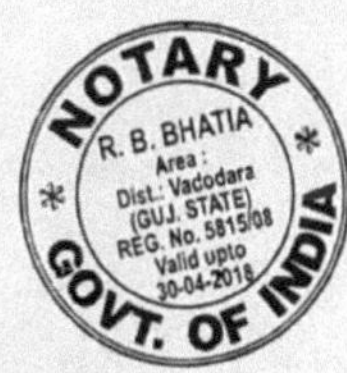

Certified to be true Translation
of May Study Q. Paper
From ~~Gujarati~~ English
Language to ~~English~~ Gujarati
RITABEN B. BHATIA
NOTARY
(GOVT OF INDIA)

My Commission Expires 30-04-2018

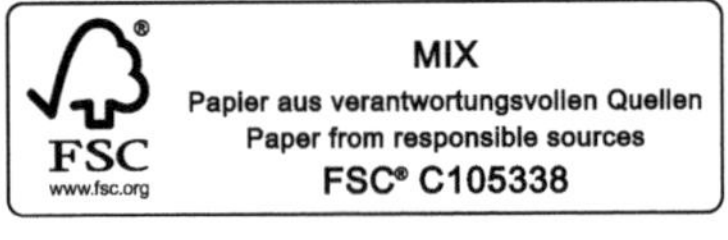

Printed by Books on Demand GmbH, Norderstedt / Germany